图解国医绝学丛书

刮痧

疗法

治百病

总主编　郭长青

主编

郭长青　郭　妍　张　伟

U0297400

中国健康传媒集团

中国医药科技出版社

内容提要

　　本书由北京中医药大学针灸推拿学院专家团队精心打造，作者首先简要介绍了刮痧疗法的取穴特点、操作方法及注意事项，随后详细介绍了刮痧疗法在内科、妇科、儿科、皮肤科及五官科疾病中的应用，对书中涉及的穴位均配以人体穴位图和刮痧治疗图。全书图文并茂，实用性强，是广大中医爱好者、中医从业者的必备参考书。

图书在版编目（CIP）数据

刮痧疗法治百病 / 郭长青，郭妍，张伟主编. — 北京：中国医药科技出版社，2017.3

（图解国医绝学丛书）

ISBN 978-7-5067-8908-0

Ⅰ. ①刮… Ⅱ. ①郭… ②郭… ③张… Ⅲ. ①刮搓疗法

Ⅳ. ① R244.4

中国版本图书馆 CIP 数据核字（2016）第 306417 号

美术编辑　　陈君杞
版式设计　　锋尚设计

出版	中国健康传媒集团 | 中国医药科技出版社
地址	北京市海淀区文慧园北路甲 22 号
邮编	100082
电话	发行：010-62227427　邮购：010-62236938
网址	www.cmstp.com
规格	880×1230mm　$^{1}/_{32}$
印张	$8^{1}/_{2}$
字数	196 千字
版次	2017 年 3 月第 1 版
印次	2019 年 9 月第 3 次印刷
印刷	三河市航远印刷有限公司
经销	全国各地新华书店
书号	ISBN 978-7-5067-8908-0
定价	35.00 元

获取新书信息、投稿、为图书纠错，请扫码联系我们。

编委会

主　编
　　郭长青　郭　妍　张　伟

副主编
　　刘乃刚　陈　晨　杜宁宇

编　委（按姓氏笔画排序）
　　马　田　刘福水　安　娜　芦　娟
　　李忠龙　胡　波　赵瑞利　徐　菁
　　梁靖蓉　韩森宁

前言

　　刮痧疗法是一种独特有效的治疗方法，是针灸疗法中的一种，是针灸学的重要组成部分。

　　刮痧治疗疾病的方法，在我国已有数千年的历史，刮痧疗法流行于民间，由于其操作简单、安全有效、易学易用、经济实用、适应证广等特点，深受广大人民群众厚爱，并在防病治病，保健养生中发挥越来越大的贡献。至上世纪，随着刮痧疗法的临床应用与研究，各种刮痧保健疗法的普及，刮痧疗法得到不断的发展与完善，成为针灸疗法中一个独特的医疗体系。

　　刮痧是在人体体表特定的经穴部位进行有规律的刮拭，从而达到防病治病的一种外治疗法。其临床选穴来源于传统腧穴，其机制与传统经络腧穴相关。刮痧疗法临床应用广泛，常用于治疗内科、神经科、骨伤科、儿科、妇科、皮肤科、五官科等疾病，随着时代的发展，人们生活节奏的加快，越来越多的人愿意选择刮痧疗法，进行对亚健康的调理，刮痧疗法的治疗范围也拓展到保健、减肥、美容等领域。

　　本书是一本关于刮痧疗法专著。全书分为十章，第一章为刮痧疗法总论，第二章至第十章为刮痧疗法的临床应用，分别介绍了常见症状、内科疾病、神经精神系统疾病、骨伤科疾病、儿科疾病、妇科疾病、皮肤科疾病、五官科疾病及刮痧保健的刮痧操作。每种病按概述、刮痧治疗、注意事项等编写，部分疾病转载了有关临床报道及典型病例。附录主要介绍了人体穴位的定位和主治，方便读者学习和查阅。本书图文并茂，切合实际，使用方便。

　　本书主要适宜从事中医、针灸临床、教学、科研人员及中医爱好者阅读，具有一定的参考价值。

编者

2016年10月

目录

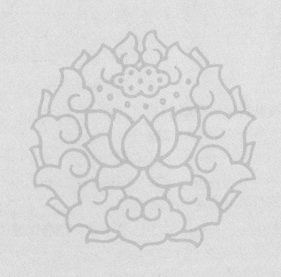

第一章

认识刮痧疗法

什么是刮痧疗法

一、刮痧与"痧"

刮痧疗法，是以中医学理论为指导，用光滑硬物器具（刮痧板、铜钱、瓷匙、水牛角等）的钝缘蘸介质（植物油、清水、活血剂等），根据不同的疾病，在人体体表特定的经穴部位进行有规律的刮拭，从而达到防病治病作用的一种外治疗法，是中医学的重要组成部分。

刮痧疗法流行于民间，由于其操作简单、安全有效、易学易用、经济实用、适应证广等特点，符合"简、便、易、廉"的原则，深受广大人民群众厚爱，并在防病治病、保健养生中做出了重要贡献。随着社会的发展和物质生活水平的提高，维护自然生态、无毒副作用的刮痧疗法越来越受到重视。因此，总结和推广刮痧疗法显得尤为必要。

"痧"是民间对疾病的一种形象叫法，又称"痧胀""痧气""青筋"和"瘴气"。一般来说，"痧"有三层含义：一是指痧证，是指因感受风寒暑湿燥火六淫之邪气或疫疠之秽浊出现的一些病症，一年四季都可发生，以夏秋两季多见。如头痛、咳嗽、头面肿痛、眩晕、胸闷、手足身体肿痛、恶心呕吐、脘腹痞满、腹泻、指甲青黑等等，均称之为痧证，又称痧气或痧胀。这些病症就是痧，它不是某一个单独的疾病，而是一种毒性反应的综合征，临床上许多疾病都可出现痧象，痧是许多疾病的共同表现，即所谓"百病皆可发痧"。痧证按证候特征可分为热痧、寒痧、阴痧、阳痧等，按病因可分为暑痧、瘟痧、绞肠痧等。《痧胀玉衡》把痧证分为慢痧、紧痧、急痧之类。二是指痧疹的形态，即皮肤出现红点如粟，以手指触摸皮肤，稍有阻碍的疹点，它是疾病发展变化过程中反映于体表的现象。《临证指南医案》说："痧者，疹之通称，有头粒而如粟象；癗者，即疹之属，肿而易痒。"三是指痧象，即指经刮拭治疗后，在相应部位皮肤上所出现的皮下充血和出血改变，可见红色粟粒状、片状潮红，紫红色或暗红色的血斑、血疱等现象，称为痧象（图1-1～图1-4）。一般来说，健康的人刮痧后不出痧，亚健康的人或自我感觉良好而有潜在病变的人刮痧后会出痧，且出痧的部位、颜色、形态与病位、病情的轻重、病程的长短有密切关系。急性病患者出痧多为粟粒状，面积较大，而慢性病患者多伴有紫暗痧或见血疱。

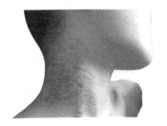 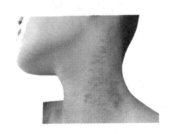

图1-1　颈部痧象

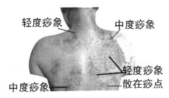

图1-2　项背部痧象

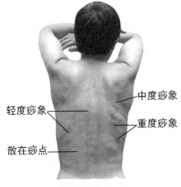

图1-3　背部痧象

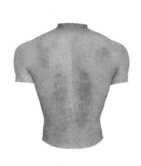

图1-4　背部痧象退痧

一般认为，刮痧疗法是由推拿、针灸、拔罐、放血等疗法变化而来。《扁鹊传》最早记载刮痧疗法治病。由此可知刮痧疗法的历史可以追溯到两千多年前的战国时期。刮痧与《黄帝内经》所载的砭石疗法有直接的关系，砭石是在人体表面进行压、刮、划、刺等操作的一种工具，所以说砭石也是最原始的刮具。

随着社会历史的发展演变，刮痧疗法也随之发展和不断完善，并被历代医家研究总结。唐代，人们开始运用苎麻刮痧治病，称为"戛法"。元代的医学著作《世医得效方》中对刮痧治病有较详细的记载。明朝时期，著名医家张景岳在《景岳全书》中对民间刮痧治病进行了研究和总结，收集了刮痧治病的病例，并探讨了刮痧疗法的治病机制，再将这些理论运用于医疗实践，为刮痧疗法在医疗实践中确立自己的地位做出了重要贡献。到了清代，出现了第一部痧证研究的专著——郭志邃所著的《痧胀玉衡》，该书对痧证的病源、流行、表现、分类与刮痧方法、工具以及综合治疗等方面都做了较为详细的论述，奠定了痧证研究的理论基石，而且总结了痧证临床治疗的丰富经验，对后世影响很大。从17世纪至20世纪初，刮痧疗法不仅在民间广泛应用，而且在医学界得到了重视。众多著名医家对刮痧疗法进行了广泛的研究和应用，使其治疗范围不断扩大，治疗方法不断完善，刮痧工具不断丰富和精细，刮痧润滑剂也日趋科学化、专业化。

新中国成立后，我国医务工作者对刮痧疗法做了大量的发掘、继承、创新研究工作，取得了可喜的成绩，不断有刮痧专著问世，学术刊物有关应用刮痧治疗各种疾病的临床经验报道也越来越多，使之受到越来越多的重视。刮痧疗法发展到今天，已由原来粗浅、直观、单一的经验疗法，上升到有系统的中医基础理论指导、有完整手法和专业刮具、适应病种广泛的一种自然疗法。尤其是它的治疗范围已由传统的痧证扩展到包括内科、外科、妇科、儿科、骨科、皮肤科、五官科、美容科等400余种病症。如今，它已不仅仅是仍然流行于民间的特色疗法，也是当今医疗机构和美容机构的特色治疗项目，日益受到广大人民群众的欢迎。

三、刮痧疗法的作用机制

中医学认为人体是一个有机整体，构成人体的各部在结构上不可分割，在功能上相互协调、相互为用，在病理上相互影响。人体以五脏为中心，通过经络系统，把六腑、五体、五官、九窍、四肢百骸等全身组织器官联系成有机的整体，并通过精、气、血、津液的作用，来完成机体的生命活动。故人体整体统一性的形成，经络系统起到很重要的内外连接作用。十二经络在体表有十二皮部对应，是十二经络在体表的反应区。所以，脏腑经络的病变可以反映于体表，如面部是肺胃经的皮部，胁部是肝胆经的皮部等等，而在体表出现"痧"的表现，如皮肤上出现的一些粒状红点，用手指触摸皮肤，会感到有一些稍有阻碍感的疹点，它是内在脏腑经络疾病在发展变化过程中反映到体表皮肤上的一种表现。同样，可以通过体表出现的痧象来观察判断内在疾病，术者通过刮痧对皮肤特定部位的刺激也会通过经络系统传导至人体内部，以达到调理脏腑功能、治病祛邪的目的。

西医学认为"痧证"是许多疾病在发病过程中，由于细菌、病毒的侵害，产生毒素及有害物质，使皮下毛细血管破裂，发生自身溶血现象，大多可见到黏膜和皮下出血或充血，状如沙粒，或散在或密集或积聚融合成斑块。当疾病发生时，人体的免疫系统发挥作用，免疫细胞与细菌、病毒对抗，产生的病理代谢产物在体内潴留，使毛细血管通透性异常，刮拭时就出现痧的现象。所以说刮痧是一种让机体有害的代谢产物通过皮肤排泄出体外的方法。

《中国民间刮痧术》指出：刮痧疗法的实质是一种特殊的物理疗法，就是通过刮拭手段，对局部或某些特定穴位进行一定程度的刺激，使人体神经末梢或感受器官产生效应：一方面通过神经反射或神经体液的传递，对中枢神经系统发出刺激信号，通过中枢神经的分析综合，对机体各部功能产生协调作用并达到新的平衡；另一方面由于刮拭面积宽，使局部产生热效应。根据热则行、冷则凝，和不通则痛、痛则不通的原理，局部的微血管和毛细血管扩张，致局部的血容量和血流量增加，有利于受损的细胞活化和死亡，促使代谢产物的交换、排出，也有利于受损组织的修复、更新与功能的恢复，重新建立起人体顺应自然生理循环的医疗保健效应。也就是说，用刮痧术刮拭皮肤特定部位，使皮下充血，毛细血管破裂，产生自身溶血，使秽浊之气由里出表，体内邪气及毒素得以宣泄，使病变器官、组织及细胞得到营养和氧气的补充，新陈代谢加快，周身气血畅通，损伤细胞活化，五脏六腑达到新的平衡，身体得以康复。

生物全息理论认为，局部包含整体的全息现象广泛存在于生物体中。如树木的一个分枝，就是整棵树的缩影；吊兰的一个分枝，即是母本的再造；一个受精卵能发育成一个新生命；动植物的一个细胞包含了整体的全部遗传信息，生物体局部包含着整体全部信息的现象，则是一种普遍的规律，这叫生物的全息律。

生物全息论和中医学整体观念不谋而合。刮痧疗法通过刮拭局部皮肤腧穴达到治病的目的，也是生物全息理论的体现。像中医在临床上广泛应用的头针、耳针、面针、鼻针、眼针、手针、足针、第2掌骨针等，就是通过诊察这些局部区域的异常变化来诊断全身疾病；通过刺激（针刺、艾灸、推拿、压迫、敷药、光照等）局部区域，来治疗全身疾病。中医学中这一传统的诊疗方法，现代叫作"全息诊疗方法"。而在刮痧疗法中，同样可以借鉴全息诊疗方法中的知识，对局部区域进行刮压刺激，来达到防治疾病和养生保健的目的。又可以通过在刮压过程中所发现的敏感点和异常出痧部位，来察知判断内脏器官的健康程度或疾病情况。我们把刮痧手段和全息诊疗方法结合起来，称之为"全息刮痧法"。

刮痧器具

现代刮痧使用的器具种类较多，形状各异，可根据不同的刮痧部位、疾病情况和刮痧手法来正确选用。刮痧器具包括刮具和刮痧介质。

一、刮具

刮痧疗法的刮具制作简单，多经济便宜，取材方便，而且可使用代用品。历代使用的刮具很多，比如苎麻、长发、麻线、棉麻线团、铜器、银器、檀香木、沉香木、瓷碗、陶瓷调羹、木梳背、贝壳等等，因其价廉、取材方便，现在民间仍在使用。随着时代的发展和科技的进步，原来使用的有些刮具已经淘汰，有的沿用至今，现代也有新型的刮具。目前常用的刮具有以下几种。

1. 植物团　常用丝瓜络、八棱麻等植物，取其茎叶粗糙纤维，去除果肉壳，捏成一团制作而成。使用时，用手握住植物团沾少量的清水、香油或其他润滑剂于刮痧部位刮拭。民间一些偏僻农村地区仍可见使用。

2．瓷勺　瓷勺是居家常用的饮食工具，家家户户都有。使用时，单手握住勺柄，用瓷勺边缘蘸少量清水、香油或菜油等在刮痧部位刮拭。瓷勺在边缘山区家庭中常用，使用时需注意其边缘是否毛糙，以免刮伤皮肤。

3．线团　可用苎麻丝或棉线等绕成一团，使用时在冷水中蘸湿，在身体一定部位刮拭。一边蘸水，一边刮拭，直到皮肤出现大片的紫黑色或紫红色斑点。这是刮痧最初形式，因此古时称刮痧为"刮纱"。

4．木梳背　木梳背光滑呈弧形，蘸少量清水、润滑油等即可刮痧。适用于许多旅途中应急之用。

5．贝壳刮具　蚌在江河湖海之滨常见，其外壳可制成刮痧工具。使用时，术者手持贝壳上端，在刮痧部位，一边蘸水一边刮拭，至皮肤出现痧痕为度。一般沿海或湖泊地区渔民使用较多。

6．火罐　火罐为针灸推拿科诊室常用的器具。罐口边缘平整、光滑而厚。用罐口边缘蘸少量按摩膏、红花油等作润滑剂，则可作刮痧之用。若用较小负压吸拔后在人体一定部位来回刮动，使身体局部出现红紫色的片状充血，即为走罐，其实也是刮痧的一种特殊形式。

7．玉质刮痧板　玉石制成的刮痧板，又称刮痧宝玉。玉质刮痧板使用疗效佳，但因其取材较难，价格昂贵，且易于摔破，仅可见于一些美容机构使用（图1-5）。

8．水牛角刮痧板　现在通常使用的刮痧板是牛角刮痧板。水牛角性寒，有清热、凉血、解毒之功效，适用于绝大多数疾病的刮痧治疗（图1-6）。

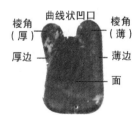

图1-5　玉制刮痧板

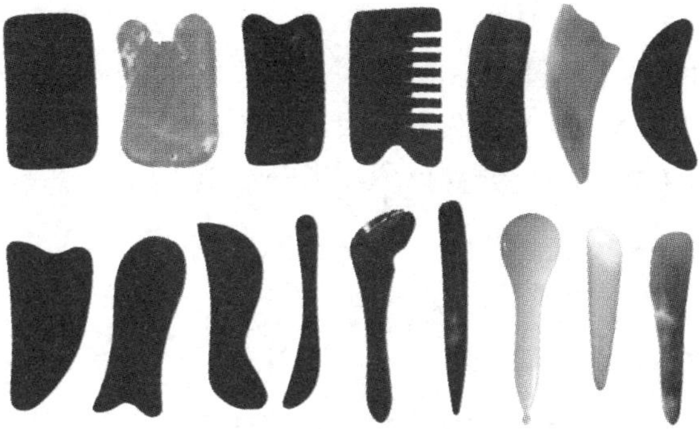

图1-6　水牛角刮痧板

二、刮痧介质

刮痧时使用的润滑剂多为油性剂，在刮痧板与皮肤间起润滑作用。常用润滑剂有清水、香油、菜油、茶油、红花油和刮痧专用的活血剂。因红花油和刮痧专用的活血剂在加工过程中加入了中药，可以发挥中药的各种药效，因此可增强刮痧的治疗效果。

1. 清水　清水是紧急情况下最常用的辅助材料，尤其是野外作业时发生痧证，在一时找不到其他辅助材料的情形下，清水即可充当刮痧介质。清水润滑效果较差，又无特殊药效，医疗诊所使用少。

2. 植物油　常用的植物油有香油、菜油、茶油、桐油、花生油以及色拉油。因取材便利，家庭刮痧使用中多见。

3. 正红花油　正红花油是外伤科常用外用药物，由红花、桃仁、麝香等药物炼制而成，有活血祛瘀、消肿止痛之功效，可用于治疗跌打损伤、虫蛇咬伤等病症。用作刮痧油可充分发挥其治疗作用，适用于挫伤、扭伤、关节疼痛等病症的刮痧治疗。

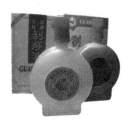

图1-7　刮痧油

4. 刮痧油　刮痧油由多种具有

疏通经络、活血化瘀、消肿止痛、软坚散结功效的中药与润滑性油质提炼而成。刮痧时，在选定的刮痧部位涂以适量的刮痧油，既可免除摩擦时引起的疼痛，又可充分发挥中药的作用，尤其对慢性损伤、关节炎、落枕等病症效果较佳（图1-7）。

刮痧的操作方法

一、刮痧前的准备工作

1. 选择刮具　刮痧板应边缘光滑，厚薄适中，应仔细检查其边缘有无裂纹，以免刮伤皮肤。

2. 解释说明工作　初诊患者刮痧时，要做好患者的解释说明工作，介绍刮痧的一般常识，以消除患者的顾虑和紧张情绪，树立信心，以取得患者的积极配合。

3. 确定刮痧防治方案　刮痧疗法有保健和治疗的双重作用。对于身体本身没有什么疾病而以保健为主要目的的对象，如亚健康状态，刮痧应用力较轻，多使用厚缘，选取具有保健的穴位，如大椎、气海、足三里、三阴交等穴位作为重点。对以治疗为目的的患者，则根据患者病情确定刮痧治疗方案，包括选穴、刮痧方法的种类及操作手法的补泻等。临床上患者的病情各异，病程长短不同，病性或寒或热，或虚或实，病势或缓或急。临床施行刮痧治疗前，必须根据患者的具体情况，针对病程长短与病势缓急，分清寒热虚实后认真制定刮痧治疗方案，才能取得好的治疗效果。

4. 刮痧前的消毒　术者在刮痧前，务必进行消毒工作。消毒包括刮具的消毒、术者双手的消毒及患者待刮皮肤部位的消毒。消毒可用75％的医用酒精。

二、刮痧疗法选经取穴的原则

（一）刮痧的取穴原则

刮痧治疗是采用刮拭体表经络穴位的方法，因而经穴的选用，配方的组成直接决定着疗效的好坏。刮痧经穴配方是根据中医学理论尤其是经络腧穴理论，在辨证论治思想的指导下，结合腧穴的功能特性和刮痧的特点，从全身的经穴中选出针对病症有效的经穴而组成的。

1. 局部选穴　局部选穴是指选取病变局部或邻近部位腧穴，是腧穴局部治疗作用的体现，多用于局部症状明显的病症。如肾病取肾俞穴、志室穴；鼻病取迎香穴；口齿病取大迎穴、承浆穴；胃痛取中脘穴、梁门穴；肝病取期门穴、章门穴；偏头痛取头部两侧的太阳穴、头维穴等。

2. 远部选穴　远部选穴是指在病变部位所属和相关的经络上，距离病变处较远的部位选取经穴，是"经络所过，主治所及"规律的体现，也是上病取下，下病取上的治疗方法。如脾病取太白穴、三阴交穴；急性腰痛取委中穴；脱肛取百会穴；颈项痛取中渚穴；胃痛取足三里穴；耳病取足临泣穴、外关穴；上牙痛取内庭穴；下牙痛取合谷穴等。

3. 随症选穴　随症选穴即对症取经穴，是指针对个别具体的症状，选用一些有特殊功效的腧穴来治疗疾病。如外感发热取大椎穴、合谷穴、曲池穴；身体虚损取关元穴、气海穴、足三里穴；昏迷取人中穴、内关穴、涌泉穴；哮喘取定喘穴；骨骼病取大杼穴；气机病取膻中穴等。

4. 痛点选穴（阿是穴）　痛点选穴即选压痛点进行刮痧。临床上应用痛点治疗跌仆、扭伤、痹证等疼痛，均有较好效果。

（二）刮痧的体位选择

刮痧时患者体位的选择，应以术者能正确取穴，操作方便，患者感到舒适自然，并能持久配合为原则。常用的体位有以下几种。

1. 仰卧位　适用于头、面、颈、胸、腹及四肢前侧、内侧部的取穴与刮拭。

2. 俯卧位　适用于头、颈、肩、背、腰、四肢后侧部的取穴与刮拭。

3. 侧卧位　适用于头侧、面颊、颈侧、胸侧、腹侧及上下肢外侧部的取穴与刮拭。

4. 仰靠坐位　适用于前头、面部、颈前和上胸部的取穴与刮拭。

5. 伏案坐位　适用于头部、颈项背部的取穴与刮拭。

6. 侧伏坐位　适用于头侧、面颊、颈侧、耳部的取穴与刮拭。

三、刮痧操作手法

根据不同的病情正确选择不同种类的刮痧疗法，是达到刮痧治疗效果的保证。一般来说，刮痧方法分持具操作和徒手操作两大类。其中持具操作有刮痧法、放痧法和挑痧法3种；徒手操作有揪痧法、扯痧法、挤痧法、焠痧法和拍痧法5种。

1. 刮痧法　刮痧法分直接刮法和间接刮法两种。

（1）直接刮法　直接刮法是指在患者待刮部位均匀地涂上刮痧介质以后，直接用刮痧板贴着患者皮肤反复进行刮拭，直至皮下出现痧痕为止（图1-8）。

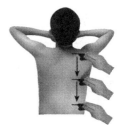

图1-8　直接刮法

（2）间接刮法　间接刮法是指先在患者待刮部位放置一层薄布，然后用刮痧板在布上进行刮拭。此刮法可保护患者皮肤，多适用于儿童、年老体弱者、中枢神经系统感染、高热、抽搐、部分皮肤病患者。

2. 放痧法　放痧法是一种刺血疗法，可分为泻血法和点刺法两种。

泻血法的具体操作为：常规消毒后，左手拇指压在被刺部位的下端，被刺部位的上端用橡皮管结扎，右手持针对准被刺部位的静脉，迅速刺入静脉中5～10毫米，再出针，使其流出少量血液。待停止出血后，以消毒棉球按压针孔数分钟。泻血法适用于肘窝、腘窝等处的浅表静脉，用以治疗中暑、急性腰扭伤等疾病。

点刺法的具体操作为：点刺前术者双手推按患者待刺部位，使局部血液积聚，经常规消毒后，术者以左手拇、食、中三指夹紧被刺部位，右手持针迅速刺入皮下1～3毫米深，随即出针，挤压针孔周围，使少量出血，然后再用消毒棉球按压针孔数分钟。此法多用于手指或足趾末端穴位或大椎、太阳、印堂等穴，以治疗发热、咳嗽、中暑、昏厥、咽喉肿痛等病症。

3. 挑痧法　挑痧法是指术者用针（常用医用三棱针）挑刺患者体表特定部位，以治疗疾病的方法。挑痧之前必须严格消毒，可用酒精棉球消毒挑刺部位、挑针和术者双手。消毒后术者左手捏起挑刺部位的皮肉，右手持医用三棱针，横向刺入皮肤下2～3毫米，然后再深入皮下，挑断皮下白色纤维组织或青筋。挑尽白色纤维组织，如有青筋则挑2～3下，同时双手将瘀血挤出。术后碘酒消毒挑刺部位，敷上无菌纱布，胶带固定。

4. 揪痧法　在施术部位涂上刮痧介质后，术者五指屈曲，用食指、中指第2指关节对准揪痧部位，揪起皮肤，提至最高处时，两指同时带动夹起皮肤快速拧转，再松开；如此提放，反复进行5～6次，可听到"巴巴"声响。直至被揪部位出现痧点为止。

5. 扯痧法　在施术部位涂上刮痧介质后，术者用拇指、食指两指或用拇指、食指、中指三指提扯患者皮肤，反复进行5~6次，至出现痧点为止。此法主要用于头面部、颈项部、背部的穴位。

6. 挤痧法　在施术部位涂上刮痧介质后，术者用拇指、食指两指用力挤压患者皮肤，如此反复多次，直至挤出一块块或一小排痧痕为止。

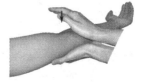

图1-9　拍痧法

7. 焠痧法　用灯心草或纸绳蘸麻油或其他植物油，点燃后快速对准施术部位，猛一接触皮肤听到"叭"的一声后快速离开，焠痧后皮肤有一点发黄或偶尔会起小疱。此法适用于小儿疳腮、喉蛾、吐泻、腹痛等病症。

8. 拍痧法　术者用虚掌或刮痧板拍打施术部位，一般适用于痛痒、麻胀的部位（图1-9）。

四、各部位刮痧操作及适应证

人体整体的刮拭顺序是由上而下，先头部、颈部、背部、腰部，再胸腹部，最后上肢、下肢部。每个部位一般先刮阳经，后刮阴经；先刮人体左侧，再刮人体右侧。

1. 头部

【刮拭方法】头部有头发覆盖，需在头发上面用刮痧板刮拭，无需涂抹刮痧润滑剂。为了增强刮拭效果可使用刮板薄面边缘、刮板角部或梳状刮板刮拭。每个部位刮20~30次左右，至头皮发热为宜。刮痧手法可采用平补平泻法，施术者一手用刮痧板刮拭，另一只手扶住患者头部，保持头部稳定。

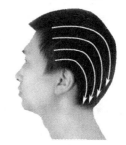

图1-10　侧头部刮痧示意图

（1）头部两侧　从头部两侧太阳穴开始，经过头维、颔厌等穴位刮至风池穴（图1-10）。

（2）头前部　从百会穴开始，经过囟会、前顶、通天、五处、头临泣等穴位刮至前头发际。

（3）头后部　从百会穴开始，经过后顶、脑户、哑门等穴位刮至后头发际（图1-11，图1-12）。

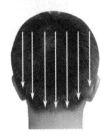 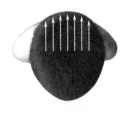 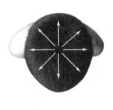

图 1-11　后头部刮痧示意图（背面观）　图 1-12　后头部刮痧示意图（上面观）　图 1-13　全头部刮痧示意图（上面观）

（4）全头部　以百会穴为中心，呈放射状向四周发际处刮拭，覆盖全头部穴位和运动区、感觉区、语言区等（图1-13～图1-15）。

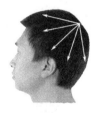 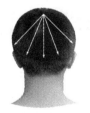

图 1-14　全头部刮痧示意图（侧面观）

图 1-15　全头部刮痧示意图（背面观）

【适应证】刮拭头部有改善头部血液循环，疏通全身阳气之功效。可预防和治疗中风、中风后遗症、神经衰弱、各种头痛、脱发、三叉神经痛、失眠和感冒等疾病。

2. 面部

【刮拭方法】面部刮拭应根据面部肌肉的走向，由内向外。因面部出痧影响美观，手法宜轻柔，以不出痧为度，无需涂抹刮痧润滑剂，可用温开水湿润皮肤后刮拭，手法多用补法，刮拭时间宜短，忌重力大面积刮拭（图1-16）。可每天1次。

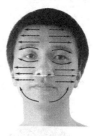

图1-16　面部刮痧示意图

（1）前额部　从前额正中线开始，经过印堂、鱼腰、丝竹空等穴位分别朝两侧刮拭，上方刮至前发际，下方刮至眉毛。

（2）两颧部　由内向外刮拭，经过承泣、四白、下关、听宫、耳门等穴位。

（3）下颌部　以承浆为中心，经过地仓、大迎、颊车等穴位，分别向两侧刮拭。

【适应证】刮拭面部有美容、养颜、祛斑的功效，可预防和治疗颜面五官科的疾病，如眼病、鼻病、耳病、面瘫、色斑、痤疮等。

3. 颈项部

【刮拭方法】刮拭颈项部大椎穴时，用力要轻柔，用补法，可用刮板棱角刮拭，以出痧为度。刮颈部两侧风池至肩井时要采用长刮法，一次到位，中途不停顿。颈部到肩上肌肉较丰富，用力可重些，即用按压力重、频率慢的手法（图1-17）。

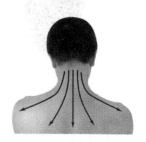

图1-17　项背部刮痧示意图

（1）颈项部正中线　从哑门穴刮至大椎穴。

（2）颈项部两侧　从风池穴开始，经过肩中俞、肩外俞、秉风穴刮至肩井、巨骨穴。

【适应证】颈项部是人体十二正经中的手、足三阳经及督脉循行的必经之路，经常刮拭具有育阴潜阳、补益正气、防治疾病的功效，可主治颈椎病、头痛、感冒、近视、咽炎等疾病。

4. 背部

【刮拭方法】背部刮拭方向是由上向下，一般先刮背正中线的督脉（从大椎刮至长强），再刮位于正中线旁开1.5寸和3寸处的膀胱经和位于正中线旁开0.5寸的夹脊穴。刮拭背部正中线手法宜轻柔，用补法，不可用力过重，以免伤及脊椎。可用刮板棱角点按棘突之间。背部两侧刮拭时要视患者体质、病情选用补泻手法，用力要均匀，中间不要停顿（图1-18，图1-19）。

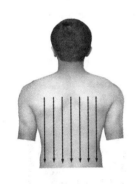

图1-18 背部刮痧示意图一

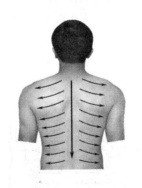

图1-19 背部刮痧示意图二

【适应证】督脉和足太阳膀胱经所有穴位都与人体的五脏六腑有联系，故刮拭背部可预防和治疗全身五脏六腑的病症。如刮拭心俞可治疗冠心病、心绞痛等，刮拭肝俞可治疗黄疸、胸胁胀痛等，刮拭胆俞可治疗黄疸、胆囊炎、急慢性肝炎等，刮拭大肠俞可治疗肠鸣、便秘、腹泻、脱肛、痢疾等。背部刮痧还可用于疾病的诊断，如刮拭肾俞部位有压痛和大量痧斑，则表示肾脏有可能发生了病变，其他穴位类推。

5. 胸部

【刮拭方法】胸部正中线刮拭可从天突穴开始，经过膻中穴向下刮至鸠尾穴。胸部两侧刮拭，从正中线由内向外，先左后右，用刮板整个边缘由内向外沿肋骨走向刮拭。刮拭胸部正中线用力要轻柔，不可用力过重，宜用平补平泻法，乳头处禁刮（图1-20）。

【适应证】主要治疗心肺二脏疾病，如冠心病、心绞痛、心律不齐、慢性支气管炎、支气管哮喘、肺气肿、肺心病等疾病。另外可预防和治疗妇科乳腺小叶增生、乳腺炎、乳腺癌等疾病。

6. 腹部

【刮拭方法】刮拭腹部正中线，从鸠尾穴开始，经过中脘穴、关元穴刮至曲骨穴。刮拭腹部两侧，从幽门穴刮至日月穴。空腹或饱餐后禁刮，腹部近期手术者禁刮，肝硬化、肝腹水、肠穿孔患者禁刮，神阙穴禁刮（图1-21）。

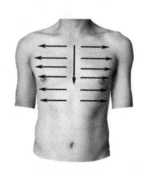

图 1-20　胸部刮痧示意图

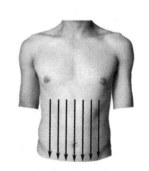

图 1-21　腹部刮痧示意图

【适应证】主治肝、胆、脾、胃、肾、膀胱、大小肠等脏腑病变，如慢性肝炎、胆囊炎、消化性溃疡、呕吐、胃痛、消化不良、慢性肾炎、前列腺炎、前列腺肿大、便秘、泻泄、月经不调、卵巢囊肿、不孕症等。

【刮拭方法】刮拭四肢采用长刮法，刮拭距离尽量长。遇到关节部位应抬板，不可重力强刮。四肢皮下如有不明包块、感染、破溃、痣瘤等，刮拭时应避开。对下肢静脉曲张和水肿患者，刮拭方向应从下往上。

（1）上肢内侧　刮拭方向由上向下，尺泽穴可重刮（图1-22）。

（2）上肢外侧　刮拭方向由上向下，在肘关节处可作停顿，或分段刮至外关穴（图1-23）。

（3）下肢内侧　刮拭方向由上向下，经承扶穴至委中穴，由委中穴至跗阳穴，委中穴重刮（图1-24）。

（4）下肢外侧　刮拭方向由上向下，从环跳穴至膝阳关穴，由阳陵泉穴至悬钟穴（图1-24）。

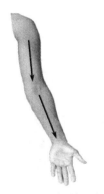

图1-22　上肢刮痧示意图（内侧）

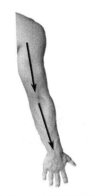

图1-23　上肢刮痧示意图（外侧）

【适应证】四肢刮痧可预防和治疗全身疾病。如刮拭上肢内侧手太阴肺经，可防治呼吸系统的病症；刮拭足阳明胃经，可防治消化系统的疾病。

【刮拭方法】膝关节的结构较为复杂，刮拭时宜用刮板棱角刮拭，以灵活掌握刮拭力度和方向，避免损伤膝关节。膝关节积水患者，不宜局部刮拭，可选取远端穴位刮拭。膝关节后方、后下方刮拭时易起痧疤，宜轻刮。静脉曲张及水肿患者，刮拭方向由下向上。

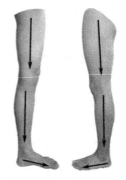

下肢内侧　　下肢外侧

图 1-24　下肢刮痧示意图
（内外侧）

（1）膝眼部　用刮板棱角先点按膝眼凹陷处，然后向外刮出。

（2）膝关节前部　膝关节以上部分，从伏兔穴开始，经过阴市穴刮至梁丘穴；膝关节以下部分，从犊鼻穴刮至足三里穴。

（3）膝关节内侧部　从血海穴刮至阴陵泉穴。

（4）膝关节外侧部　从阳关穴刮至阳陵泉穴。

（5）膝关节后部　从殷门穴刮至委中、委阳穴，委中穴重刮。

【适应证】主治膝关节病变，如增生性膝关节炎、风湿性关节炎、膝关节韧带损伤、肌腱劳损、髌骨软化等。另外刮拭膝关节部对腰、背部疾病、胃肠疾病也有一定的治疗作用。

五、刮痧的补泻手法

刮痧疗法同针刺疗法一样，分为补法、泻法和平补平泻法。补法，泛指能鼓舞正气，使低下的功能恢复正常的刮痧手法；泻法，泛指能疏泄邪气，使亢进的功能恢复正常的刮痧手法；介于补法和刮法之间叫平补平泻法，也叫平刮法。"补不足，泻有余，虚者补之，实者泻之"这些是中医学辨证论治的基本法则。一般来说，病在表、在腑、属实、属热者归阳；病在里、在脏、属虚、属寒者为阴，临床上阳证用泻法，阴证用补法，这是刮痧治病的基本原则。在表者刮之宜浅，在里者刮之宜深。寒证用平刮或用补法，热证用泻法，虚证用补法，实证用泻法。至于半表半里、寒热错杂、虚实夹杂者等，又当根据表里、寒热、虚实等的轻重，或先补后泻，或先泻后补，或平补平泻，或补泻兼施，给予恰当的处理。在刮痧治疗中，若能根据辨证，正确地采用刮痧的补泻手法，必能提高刮痧的治疗效果。

刮痧疗法的补泻作用，是通过采用不同的手法在体表特定部位进行刮拭操作实现的，取决于刮拭力量的轻重、速度的急缓、时间的长短、刮拭的距离长短、刮拭的方向（顺着经脉运行方向刮为补，逆着经脉运行方向刮为泄）等诸多因素。上述动作的完成，都是依靠手法和技巧来实现的。

1. 补法　刮拭按压力度小，刮拭速度慢，刺激时间较长，刮拭顺着经脉运行方向，出痧点数量少，刮痧后加温灸等为补法。补法适用于年老、体弱、久病、重病和体形瘦弱的虚证患者。

2. 泻法　刮拭按压力大、刮拭速度快、刺激时间较短、刮拭逆着经脉运行方向，出痧点数量多，刮痧后加拔罐等为泻法。泻法适用于年轻体壮、新病急病和形体壮实的患者。

3. 平补平泻法　平补平泻法介于补法和泻法之间。有三种刮拭方法：①刮拭按压力大，速度较慢；②刮拭按压力小，速度较快；③刮拭按压力中等，速度适中。平补平泻法常用于日常保健或虚实不明显、或虚实夹杂患者的治疗。

六、刮痧时间与疗程

一般每个部位刮20～30次左右，以使患者能耐受或出痧为度，每次刮拭时间以20～25分钟为宜。初次刮痧时间不宜过长，手法不宜过重，不可一味片面追求出痧。每个刮出红色瘀点或瘀斑的部位必须7天后才能再刮，或在此期间可以更换其他部位，直到患处上无斑块，病症自然痊愈。通常连续治疗7～10次为1个疗程，间隔10天再进行下1个疗程。

七、刮痧操作的注意事项

（一）刮痧术前的注意事项

（1）刮痧治疗时皮肤需暴露，且刮痧时皮肤局部汗孔开泄，病邪之气也随之外排，但风寒之邪也可从开泄的汗孔侵袭人体，不仅会影响治疗效果，还会引发新的疾病。因此刮痧治疗的环境要注意避风保暖，室温保持在25℃为宜，尽量减少暴露皮肤；夏季不可在风扇前和空调风口前刮痧；室内要安静卫生。

（2）选择合适的刮痧体位，以利于刮痧的操作和防止晕刮。

（3）刮痧前应该严格消毒，防止交叉感染，术者的指甲要剪平。

（4）操作前应在刮痧部位涂抹刮痧膏或乳液等，以减少摩擦的阻力，使皮肤光滑。

（5）刮拭前一定要做好向患者的解释说明工作，消除其紧张恐惧心理，取得患者配合。

（6）勿在患者过饥、过饱及过度紧张的情况下进行刮痧治疗。

（二）刮痧术中的注意事项

（1）刮拭手法要用力均匀，以患者能耐受为度，以出痧为止。

（2）婴幼儿、年老体弱者，刮拭手法宜轻柔。

（3）不可片面追求出痧而用重手法或延长刮痧时间。出痧多少受患者体质、病情、患者服药情况以及室内的温度等多方面因素的影响。一般情况下，血瘀证、实证、热证出痧多；虚证、寒证出痧少；服药多者特别是服用激素类药物后，不易出痧；肥胖之人与肌肉丰厚者不易出痧；阳经较阴经容易出痧；室温较低时不易出痧。

（4）刮拭过程中，要经常询问患者的感受，观察患者的表情反应。如果出现晕刮，应立即停止刮痧，采取相应的处理措施。

（三）刮痧术后的注意事项

（1）刮痧完毕后，用干净的医用棉球擦干患者身上的水渍、油质、润滑剂等，让患者穿上衣服休息15分钟左右。

（2）刮痧治疗使汗孔开泄，要消耗体内津液，患者会感到干渴，应喝一两杯温水。

（3）刮痧治疗后，切勿吹风受凉，若有出汗要及时擦干，一般要在刮痧3小时后方可洗浴。

（四）刮痧后的反应

刮痧后皮肤表面出现红、紫、黑色的斑点或斑块的现象，称为"出痧"。刮拭半小时后，皮肤表面的痧逐渐融合成片。深部斑块样痧逐步向体表扩散，约十多个小时后，皮肤表面逐渐呈青紫色或青黑色。刮痧后24～48小时，触摸出痧部位皮肤有痛感，出痧重者局部皮肤表面微微发热。如刮拭手法过重或刮拭时间过长，体质较弱者会出现短暂的疲劳反应和低热，经休息后可很快恢复正常。刮出的痧一般在5～7天后即可消退。消退的时间与病情的轻重、出痧的部位、痧色的深浅有密切关系。一般来说，胸部、背部、上肢的痧，颜色浅的痧及皮肤表面的痧，消退较快；腹部、下肢的痧、颜色深的痧及皮下深部的痧，消退较慢；阳经所出的痧消退较快；阴经所出的痧消退较慢。

刮痧疗法同其他任何一种疗法一样，都不是万能的，有它的适应证和禁忌证。有些病症可以单独采用刮痧疗法；有些病症以刮痧疗法为主，辅以其他疗法；有些病症禁忌刮痧或刮痧只起辅助治疗作用。因此，熟悉和掌握刮痧疗法的适应证和禁忌证是十分必要的，对提高临床疗效、避免滥用及不良后果是大有帮助的。

（一）晕刮的处理和预防

晕刮就是在刮痧过程中或刮痧过后发生的晕厥现象。患者可出现面色发白、恶心、头上出冷汗、心慌、四肢发冷，严重者出现血压下降，神志昏迷。

1. 晕刮产生的原因　①患者对治疗刮痧缺乏了解，精神过度紧张或对疼痛特别敏感。②患者空腹、熬夜或过度疲劳。③术者刮拭手法不当，如体质虚弱、出汗、吐泻过多或失血过多等虚证，采用了泻法刮拭。④刮拭部位过多，时间过长，超过25分钟者。

2. 晕刮的处理　应立即停止刮痧治疗，迅速让患者平卧，取头低脚高体位，注意保暖。抚慰患者勿紧张，饮用一杯温糖开水。用刮痧板角重刮百会穴，刮板棱角轻按人中穴，重刮内关、足三里和涌泉穴。静卧片刻患者即可缓解。仍未恢复者，可考虑采用现代急救措施。

3. 晕刮的预防措施　①对初次接受刮痧治疗者，应做好解释说明工作，消除患者紧张情绪。②选择正确的刮痧体位，使患者感觉舒适。③避免空腹、过度疲劳、熬夜后刮痧。④根据患者体质选用适当的刮拭手法。对体质虚弱、出汗、吐泻过多、失血过多等虚证，宜用补法。⑤治疗刮痧部位宜少而精，每次刮痧时间不超过25分钟。⑥在刮痧过程中，要多询问患者的感觉，注意观察患者的表情反应，及时发现晕刮的先兆，以便及时采取措施，防止晕刮的发生。

（二）刮痧的禁忌证

（1）有出血倾向的疾病，如血小板减少症、过敏性紫癜、白血病、血友病等，以及有凝血障碍的患者。

（2）危重病症，如急性传染病、严重心脏病。

（3）新发生的骨折部位不宜刮痧。外科手术瘢痕处应在手术后2个月，方可局部刮痧。恶性肿瘤患者手术后，瘢痕处慎刮。

（4）传染性皮肤病不宜刮痧，如疖肿、痈疮、瘢痕、破溃、性传染性皮肤病、不明原因的皮肤包块等，病灶部位禁刮。

（5）年老体弱、空腹、过度疲劳、熬夜过度者，不宜刮痧。

（6）对刮痧过度紧张恐惧或过敏者。

（7）患有传染性皮肤病的病灶部位处，急性创伤、扭挫伤的局部，大血管分布处，心尖冲动处，孕妇、经期妇女的下腹部及三阴交穴、合谷穴、昆仑穴、至阴穴等，小儿囟门未合时头颈部禁刮。

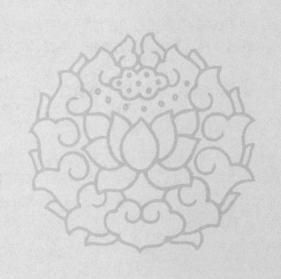

第二章

人体穴位定位与主治

手太阴肺经经穴

1. 中府（Zhōngfǔ）（LU 1）

【标准定位】在胸部，横平第1肋间隙，锁骨下窝外侧，前正中线旁开6寸。

【主治】胸肺疾患：咳嗽，气喘，咳吐脓血，胸膈胀满。

2. 云门（Yúnmén）（LU 2）

【标准定位】在胸部，锁骨下窝凹陷中，肩胛骨喙突内缘，前正中线旁开6寸。

【主治】呼吸系统疾病：咳嗽，气喘，胸痛。其他：肩痛。

3. 天府（Tiānfǔ）（LU 3）

【标准定位】在臂前区，腋前纹头下3寸，肱二头肌桡侧缘处。

【主治】呼吸系统疾病：咳嗽，气喘。

4. 侠白（Xiábái）（LU 4）

【标准定位】在臂前区，腋前纹头下4寸，肱二头肌桡侧缘处。

【主治】呼吸系统疾病：咳嗽，气喘，烦满。其他：上臂内侧神经痛。

5. 尺泽（Chǐzé）（LU 5）

【标准定位】在肘区，肘横纹上，肱二头肌腱桡侧缘凹陷中。

【主治】肺部疾患：咳嗽，气喘，咯血，胸部胀满。其他：咽喉肿痛，小儿惊风，吐泻，绞肠痧，肘臂挛痛。

6. 孔最（Kǒngzuì）（LU 6）

【标准定位】在前臂前区，腕掌侧远端横纹上7寸，尺泽与太渊连线上。

【主治】血系疾患：咯血，衄血。

7. 列缺（Lièquē）（LU 7）

【标准定位】在前臂，腕掌侧远端横纹上1.5寸，拇短伸肌腱与拇长展肌腱之间，拇长展肌腱沟的凹陷。

【主治】肺系疾患：咳嗽，气喘，少气不足以息。其他：偏正头痛，项强，咽喉痛。

8. 经渠（Jīngqú）（LU 8）

【标准定位】在前臂前区，腕掌侧远端横纹上1寸，桡骨茎突与桡动脉之间。

【主治】肺系疾患：咳嗽，气喘，喉痹，胸部胀满，胸背痛。其他：掌中热，无脉症。

9. 太渊（Tàiyuān）（LU 9）

【标准定位】在腕前区，桡骨茎突与舟状骨之间，拇长展肌腱尺侧凹陷中。

【主治】无脉症。

10. 鱼际（Yújì）（LU 10）

【标准定位】在手外侧，第1掌骨桡侧中点赤白肉际处。

【主治】咽喉肿痛。

11. 少商（Shàoshāng）（LU 11）

【标准定位】在手指，拇指末节桡侧，指甲根角侧上方0.1寸（指寸）。

【主治】肺系疾患：喉痹。其他：中风昏迷，小儿惊风，热病，中暑呕吐。

此经穴位见图2-1。

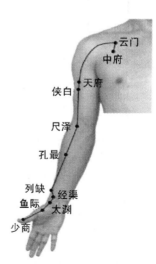

图2-1 肺经穴位图

手阳明大肠经经穴

1. 商阳（Shāngyáng）（LI 1）

【标准定位】在手指，食指末节桡侧，指甲根角侧上方0.1寸（指寸）。

【主治】喉痹，昏厥，中风昏迷，热病汗不出。

2. 二间（Èrjiān）（LI 2）

【标准定位】在手指，第2掌指关节桡侧远端赤白肉际处。

【主治】喉痹。

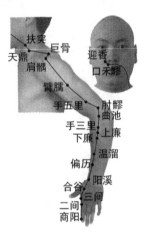

图2-2　大肠经穴位图

3. 三间（Sānjiān）（LI 3）

【标准定位】在手指，第2掌指关节桡侧近端凹陷中。

【主治】咽喉肿痛，身热胸闷。

4. 合谷（Hégǔ）（LI 4）

【标准定位】在手背，第2掌骨桡侧的中点处。

【主治】头痛目眩，鼻塞，鼻出血，鼻渊，耳聋耳鸣，目赤肿痛，眼睑下垂，牙痛，龈肿，咽喉肿痛，口疮，口喑，口眼㖞斜，舌痛，胃腹痛，便秘，痢疾，月经不调，痛经，经闭，滞产，胎衣不下，恶露不止，乳少。其他：瘾疹，皮肤瘙痒，荨麻疹，热病无汗。止痛要穴。化痰要穴。

5. 阳溪（Yángxī）（LI 5）

【标准定位】在腕区，腕背侧远端横纹桡侧，桡骨茎突远端，解剖学"鼻烟窝"凹陷中。

【主治】目赤肿痛，热病心烦。

6. 偏历（Piānlì）（LI 6）

【标准定位】在前臂，腕背侧远端横纹上3寸，阳溪与曲池连线上。

【主治】耳聋，耳鸣，鼻出血，肠鸣腹痛。

7. 温溜（Wēnliū）（LI 7）

【标准定位】在前臂，腕横纹上5寸，阳溪与曲池连线上。

【主治】寒热头痛，面赤肿，口舌痛。

8. 下廉（Xiàlián）（LI 8）

【标准定位】在前臂，肘横纹下4寸，阳溪与曲池连线上。

【主治】胃肠疾患：腹痛，腹胀。其他：上肢不遂，手肘肩无力。

9. 上廉（Shànglián）（LI 9）

【标准定位】在前臂，肘横纹下3寸，阳溪与曲池连线上。

【主治】胃肠疾患：腹痛，腹胀，吐泻，肠鸣。其他：手臂肩膀肿痛，上肢不遂。

10. 手三里（Shǒusānlǐ）（LI 10）

【标准定位】在前臂，肘横纹下2寸，阳溪与曲池连线上。

【主治】胃肠疾患，腹痛。其他：手臂肿痛，上肢不遂。

11. 曲池（Qǔchí）（LI 11）

【标准定位】在肘区，尺泽与肱骨外上髁连线的中点处。

【主治】外感疾患：咽喉肿痛，咳嗽，气喘，热病。胃肠疾患：腹痛，吐泻，痢疾，肠痛，便秘。头面疾患：齿痛，目赤痛，目不明。皮肤病：疮，疥，瘾疹，丹毒。神志疾患：心中烦满，癫狂，善惊，头痛。其他：手臂肿痛，上肢不遂，手肘肩无力，臂神经疼痛，高血压。

12. 肘髎（Zhǒuliáo）（LI 12）

【标准定位】在肘区，肱骨外上髁上缘，髁上嵴的前缘。
【主治】肩臂肘疼痛，上肢麻木，拘挛，嗜卧。

13. 手五里（Shǒuwǔlǐ）（LI 13）

【标准定位】在臂部，肘横纹上3寸，曲池与肩髃连线上。
【主治】手臂肿痛，上肢不遂，疟疾，瘰疬。

14. 臂臑（Bìnào）（LI 14）

【标准定位】在臂部，曲池上7寸，三角肌前缘处。
【主治】瘰疬。

15. 肩髃（Jiānyú）（LI 15）

【标准定位】在肩峰前下方，当肩峰与肱骨大结节之间凹陷处。
【主治】上肢疾患：肩臂痛，手臂挛急，肩痛，半身不遂。

16. 巨骨（Jùgǔ）（LI 16）

【标准定位】在肩胛区，锁骨肩峰端与肩胛冈之间凹陷中。
【主治】上肢疾患：肩臂痛，手臂挛急，半身不遂。

17. 天鼎（Tiāndǐng）（LI 17）

【标准定位】在颈部，横平环状软骨，胸锁乳突肌后缘。
【主治】呼吸系统疾病：咳嗽，气喘，咽喉肿痛，暴喑。其他：瘰疬，诸瘿，梅核气。

18. 扶突（Fútū）（LI 18）

【标准定位】在胸锁乳突区，横平喉结，当胸锁乳突肌的前、后缘中间。
【主治】呼吸系统疾病：咳嗽，气喘，咽喉肿痛，暴喑。其他：瘰疬，诸瘿，梅核气，呃逆。

19. 口禾髎（Kǒuhéliáo）（LI 19）

【标准定位】在面部，横平人中沟上1/3与下2/3交点，鼻孔外缘直下。

【主治】鼻塞流涕，鼻出血，口㖞。

20. 迎香（Yíngxiāng）（LI 20）

【标准定位】在面部，鼻翼外缘中点，鼻唇沟中。

【主治】鼻部疾患：鼻塞，不闻香臭，鼻出血，鼻渊。其他：胆道蛔虫。

此经穴位见图2-2。

足阳明胃经经穴

1. 承泣（Chéngqì）（ST 1）

【标准定位】在面部，眼球与眶下缘之间，瞳孔直下。

【主治】面目疾患：目赤肿痛，迎风流泪，口眼㖞斜。

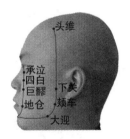

图2-3　胃经头面部穴位图

2. 四白（Sìbái）（ST 2）

【标准定位】在面部，眶下孔处。

【主治】目赤痛痒，迎风流泪，眼睑瞤动，口眼㖞斜。

3. 巨髎（Jùliáo）（ST 3）

【标准定位】在面部，横平鼻翼下缘，瞳孔直下。

【主治】口眼㖞斜，眼睑瞤动，鼻出血。

4. 地仓（Dìcāng）（ST 4）

【标准定位】在面部，当口角旁开0.4寸（指寸）。

【主治】口角㖞斜，流涎，眼睑眴动。

5. 大迎（Dàyíng）（ST 5）

【标准定位】在面部，下颌角前方，咬肌附着部的前缘凹陷中，面动脉搏动处。

【主治】口角㖞斜，失音。

6. 颊车（Jiáchē）（ST 6）

【标准定位】在面部，下颌角前上方一横指（中指）。

【主治】口眼㖞斜，牙关紧闭，齿痛。

7. 下关（Xiàguān）（ST 7）

【标准定位】在面部，颧弓下缘中央与下颌切迹之间凹陷处。

【主治】口眼㖞斜，齿痛，口噤。

8. 头维（Tóuwéi）（ST 8）

【标准定位】在头部，额角发际直上0.5寸，头正中线旁开4.5寸处。

【主治】偏正头痛，目眩。

9. 人迎（Rényíng）（ST 9）

【标准定位】在颈部，横平喉结，胸锁乳突肌前缘，颈总动脉搏动处。

【主治】胸满气逆，咽喉肿痛，瘰疬，高血压。

10. 水突（Shuǐtū）（ST 10）

【标准定位】在颈部，横平环状软骨，胸锁乳突肌的前缘。

【主治】呼吸喘鸣，咽喉肿痛。

11. 气舍（Qìshè）（ST 11）

【标准定位】在胸锁乳突肌区，锁骨上小窝，锁骨胸骨端上缘，胸锁乳突肌的胸骨头与锁骨头中间的凹陷中。

【主治】呼吸喘鸣，咽喉肿痛。

12. 缺盆（Quēpén）（ST 12）

【标准定位】在颈外侧区，锁骨上大窝，锁骨上缘凹陷中，前正中线旁开4寸。

【主治】呼吸喘鸣，咽喉肿痛。

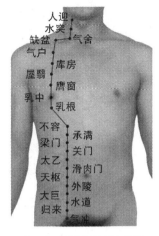

图2-4　胃经胸腹部穴位图

13. 气户（Qìhù）（ST 13）

【标准定位】在胸部，锁骨下缘，前正中线旁开4寸。

【主治】呼吸喘鸣，咽喉肿痛。

14. 库房（Kùfáng）（ST 14）

【标准定位】在胸部，第1肋间隙，前正中线旁开4寸。

【主治】胸肺疾患：胸满气逆，呼吸喘鸣，胸胁胀痛，咳嗽喘息。

15. 屋翳（Wūyì）（ST 15）

【标准定位】在胸部，第2肋间隙，前正中线旁开4寸。

【主治】胸肺疾患：胸满气逆，呼吸喘鸣，胸胁胀痛，咳嗽喘息。

16. 膺窗（Yīngchuāng）（ST 16）

【标准定位】在胸部，第3肋间隙，前正中线旁开4寸。

【主治】胸肺疾患：胸满气逆，呼吸喘鸣，咳嗽喘息。其他：乳痛。

17. 乳中（Rǔzhōng）（ST 17）

【标准定位】在胸部，乳头中央。

【主治】现代常以此穴作为胸部取穴标志，不做针灸治疗。

18. 乳根（Rǔgēn）（ST 18）

【标准定位】在胸部，第5肋间隙，前正中线旁开4寸。

【主治】呼吸系统疾病：胸痛，胸闷，咳喘。其他：乳汁不足，乳痈，噎膈。

19. 不容（Bùróng）（ST 19）

【标准定位】在上腹部，脐中上6寸，前正中线旁开2寸。

【主治】消化系统疾病：腹胀，胃痛，呕吐，食欲不振。

20. 承满（Chéngmǎn）（ST 20）

【标准定位】在上腹部，脐中上5寸，前正中线旁开2寸。

【主治】消化系统疾病：胃痛，呕吐，腹胀，肠鸣，食欲不振等。

21. 梁门（Liángmén）（ST 21）

【标准定位】在上腹部，脐中上4寸，前正中线旁开2寸。

【主治】消化系统疾病：胃痛，呕吐，腹胀，肠鸣，食欲不振，便溏，呕血等。

22. 关门（Guānmén）（ST 22）

【标准定位】在上腹部，脐中上3寸，前正中线旁开2寸。

【主治】消化系统疾病：胃痛，呕吐，腹胀，肠鸣，食欲不振。

23. 太乙（Tàiyǐ）（ST 23）

【标准定位】在上腹部，脐中上2寸，前正中线旁开2寸。

【主治】消化系统疾病：胃痛，呕吐，腹胀，肠鸣，食欲不振。

刮痧
疗法治百病

24. 滑肉门（Huáròumén）（ST 24）

【标准定位】在上腹部，脐中上1寸，前正中线旁开2寸。

【主治】胃痛，呕吐，腹胀，肠鸣，食欲不振。

25. 天枢（Tiānshū）（ST 25）

【标准定位】在腹部，横平脐中，前正中线旁开2寸。

【主治】肠胃疾患：呕吐纳呆，腹胀肠鸣，绕脐切痛，脾泄不止，赤白痢疾，便秘。

26. 外陵（Wàilíng）（ST 26）

【标准定位】在下腹部，脐中下1寸，前正中线旁开2寸。

【主治】胃脘痛，腹痛，腹胀，疝气，痛经等。

27. 大巨（Dàjù）（ST 27）

【标准定位】在下腹部，脐中下2寸，前正中线旁开2寸。

【主治】便秘，腹痛，遗精，早泄，阳痿，疝气，小便不利。

28. 水道（Shuǐdào）（ST 28）

【标准定位】在下腹部，脐中下3寸，前正中线旁开2寸。

【主治】便秘，腹痛，小腹胀痛，痛经，小便不利。

29. 归来（Guīlái）（ST 29）

【标准定位】在下腹部，脐中下4寸，前下中线旁开2寸。

【主治】腹痛，阴睾上缩入腹，疝气，闭经，白带。

30. 气冲（Qìchōng）（ST 30）

【标准定位】在腹股沟区，耻骨联合上缘，前正中线旁开2寸，动脉搏动处。

【主治】阳痿，疝气，不孕，腹痛，月经不调。

31. 髀关（Bìguān）（ST 31）

【标准定位】在股前区，股直肌近端、缝匠肌与阔筋膜张肌3条肌肉之间凹陷中。

【主治】腰膝疼痛，下肢酸软麻木。

32. 伏兔（Fútù）（ST 32）

【标准定位】在股前区，髌底上6寸，髂前上棘与髌底外侧端的连线上。

【主治】腰膝疼痛，下肢酸软麻木，足麻不仁。

33. 阴市（Yīnshì）（ST 33）

【标准定位】在股前区，髌底上3寸，股直肌肌腱外侧缘。

【主治】腿膝冷痛，麻痹，下肢不遂。

34. 梁丘（Liángqiū）（ST 34）

【标准定位】在股前区，髌底上2寸，股外侧肌与股直肌肌腱之间。

【主治】胃脘疼痛，肠鸣泄泻，膝脚腰痛。

35. 犊鼻（Dúbí）（ST 35）

【标准定位】在膝前区，髌韧带外侧凹陷中。

【主治】膝部痛，膝脚腰痛，冷痹不仁。

36. 足三里（Zúsānlǐ）（ST 36）

【标准定位】在小腿前外侧，犊鼻下3寸，犊鼻与解溪连线上。

【主治】肚腹疾患：胃痛，呕吐，腹胀，肠鸣，消化不良，泄泻，便秘，痢疾，霍乱遗矢，痞积。心神疾患：心烦，心悸气短，不寐，癫狂，妄笑，中风。胸肺疾患：喘咳痰多，喘息，虚痨，咯血。泌尿系统疾患：小便不利，遗尿，疝气。妇人疾患：乳痈，妇人血晕，子痫，妊娠恶阻，赤白带下，痛经，滞产，产后腰痛，妇人脏躁。其他：膝胫酸痛，下肢不遂，脚气，水肿，头晕，鼻疾，耳鸣，眼目诸疾。强壮穴：真气不足，脏气虚惫，五痨七伤。

37. 上巨虚（Shàngjùxū）（ST 37）

【标准定位】在小腿外侧，犊鼻下3寸，犊鼻与解溪连线上。

【主治】泄泻，便秘，腹胀，肠鸣，肠痛。

38. 条口（Tiáokǒu）（ST 38）

【标准定位】在小腿外侧，犊鼻下8寸，犊鼻与解溪连线上。

【主治】肩背痛等。

39. 下巨虚（Xiàjùxū）（ST 39）

【标准定位】在小腿外侧，犊鼻下9寸，犊鼻与解溪连线上。

【主治】肠鸣腹痛。

40. 丰隆（Fēnglóng）（ST 40）

【标准定位】在小腿外侧，外踝尖上8寸，胫骨前肌的外缘。

【主治】脾胃疾患：痰涎，胃痛，大便难。神志疾患：癫狂，善笑，痫证，多寐，脏躁，梅核气。心胸肺疾患：咳逆，哮喘。

41. 解溪（Jiěxī）（ST 41）

【标准定位】在踝区，踝关节前面中央凹陷中，拇长伸肌腱与趾长伸肌腱之间。

【主治】踝关节及其周围软组织疾患。

42. 冲阳（Chōngyáng）（ST 42）

【标准定位】在足背，第2跖骨基底部与中间楔状骨关节处，可触及足背动脉。

【主治】善惊，狂疾。

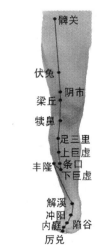

图2-5　胃经四肢部穴位图

43. 陷谷（Xiàngǔ）（ST 43）

【标准定位】在足背，第2、3跖骨间，第2跖趾关节近端凹陷中。
【主治】足背肿痛。

44. 内庭（Nèitíng）（ST 44）

【标准定位】在足背，第2、3趾间，趾蹼缘后方赤白肉际处。
【主治】胃肠疾患：腹痛，腹胀，泄泻，痢疾。头面疾患：齿痛，头面痛，口㖞，喉痹，鼻出血。其他：壮热不退，心烦，失眠多梦，狂证，足背肿痛、趾跖关节痛。

45. 厉兑（Lìduì）（ST 45）

【标准定位】在足趾，第2趾末节外侧，趾甲根角侧后方0.1寸（指寸）。
【主治】梦多。
此经穴位见图2-3～图2-5。

足太阴脾经经穴

1. 隐白（Yǐnbái）（SP 1）

【标准定位】在足趾，大趾末节内侧，趾甲根角侧后方0.1寸（指寸）。
【主治】血证：月经过时不止，崩漏。脾胃疾患：腹胀，暴泄。为十三鬼穴之一，统治一切癫狂病和神志病。治疗血证效果较好。

2. 大都（Dàdū）（SP 2）

【标准定位】在足趾，第1跖趾关节远端赤白肉际凹陷中。
【主治】腹胀，腹痛，胃疼。

3. 太白（Tàibái）（SP 3）

【标准定位】在跖区，第1跖趾关节近端赤白肉际凹陷中。

【主治】胃痛，腹胀，腹痛，肠鸣，呕吐，泄泻。

4. 公孙（Gōngsūn）（SP 4）

【标准定位】在跖区，当第1跖骨底的前下缘赤白肉际处。

【主治】脾胃肠疾患：呕吐，腹痛，胃脘痛，肠鸣，泄泻，痢疾。

5. 商丘（Shāngqiū）（SP 5）

【标准定位】在踝区，内踝前下方，舟骨粗隆与内踝尖连线中点凹陷中。

【主治】两足无力，足踝痛。

6. 三阴交（Sānyīnjiāo）（SP 6）

【标准定位】在小腿内侧，内踝尖上3寸，胫骨内侧缘后际。

【主治】脾胃疾患：脾胃虚弱，肠鸣腹胀，腹痛，泄泻，胃痛、呕吐，呃逆，痢疾。妇人疾患：月经不调，崩漏，赤白带下，经闭，癥瘕，难产，不孕症，产后血晕，恶露不行。肝肾疾患：水肿，小便不利，遗尿，癃闭，阴挺，梦遗，遗精，阳痿，阴茎痛，疝气，睾丸缩腹。精神神经系统疾病：癫痫，失眠，小儿惊风。皮肤病：荨麻疹。本经脉所过部位的疾患：足痿痹痛，脚气，下肢神经痛或瘫痪。

7. 漏谷（Lòugǔ）（SP 7）

【标准定位】在小腿内侧，内踝尖上6寸，胫骨内侧缘后际。

【主治】肠鸣腹胀，腹痛，水肿，小便不利。

8. 地机（Dìjī）（SP 8）

【标准定位】在小腿内侧，阴陵泉下3寸，胫骨内侧缘后际。

【主治】腹胀腹痛，月经不调。

9. 阴陵泉（Yīnlíngquán）（SP 9）

【标准定位】在小腿内侧，胫骨内侧髁下缘与胫骨内侧缘之间的凹陷中。

【主治】腹痛，腹胀，水肿，小便不利或失禁，遗尿。

10. 血海（Xuèhǎi）（SP 10）

【标准定位】在股前区，髌底内侧端上2寸，股内侧肌隆起处。

【主治】腹胀，月经不调，荨麻疹。

11. 箕门（Jīmén）（SP 11）

【标准定位】在股前区，髌底内侧端与冲门的连线上1/3与2/3交点，长收肌和缝匠肌交角的动脉搏动处。

【主治】小便不通，遗尿。

12. 冲门（Chōngmén）（SP 12）

【标准定位】在腹股沟区，腹股沟斜纹中，髂外动脉搏动处的外侧。

【主治】腹痛，腹胀，小便不利。

13. 府舍（Fǔshè）（SP 13）

【标准定位】在下腹部，脐中下4.3寸，前正中线旁开4寸。

【主治】腹痛，霍乱吐泻，疝气，腹满积聚。

14. 腹结（Fùjié）（SP 14）

【标准定位】在下腹部，脐中下1.3寸，前正中线旁开4寸。

【主治】绕脐腹痛，泄泻，疝气。

15. 大横（Dàhéng）（SP 15）

【标准定位】在腹部，脐中旁开4寸。

【主治】腹胀，腹痛，痢疾，泄泻，便秘。

16. 腹哀（Fùāi）（SP 16）

【标准定位】在上腹部，脐中上3寸，前正中线旁开4寸。

【主治】绕脐痛，消化不良，便秘，痢疾。

17. 食窦（Shídòu）（SP 17）

【标准定位】在胸部，第5肋间隙，前正中线旁开6寸。

【主治】胸胁胀痛，胸引背痛不得卧。

18. 天溪（Tiānxī）（SP 18）

【标准定位】在胸部，第4肋间隙，前正中线旁开6寸。

【主治】胸部疼痛，咳嗽，胸胁胀痛。

19. 胸乡（Xiōngxiāng）（SP 19）

【标准定位】在胸部，第3肋间隙，前正中线旁开6寸。

【主治】胸胁胀痛，咳嗽。

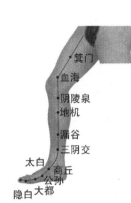

图2-6 脾经四肢部穴位图

20. 周荣（Zhōuróng）（SP 20）

【标准定位】在胸部，第2肋间隙，前正中线旁开6寸。

【主治】胸胁胀满，胁肋痛，咳嗽。

21. 大包（Dàbāo）（SP 21）

【标准定位】在胸外侧区，第6肋间隙，在腋中线上。

【主治】胸胁痛，气喘。

此经穴位见图2-6、图2-7。

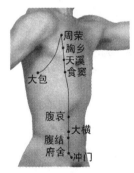

图2-7 脾经胸腹部穴位图

手少阴心经经穴

1. 极泉（Jíquán）（HT 1）

【标准定位】在腋区，腋窝中央，腋动脉搏动处。

【主治】心痛，四肢不举。

2. 青灵（Qīnglíng）（HT 2）

【标准定位】在臂前区，肘横纹上3寸，肱二头肌的内侧沟中。

【主治】头痛，肩臂痛。

3. 少海（Shàohǎi）（HT 3）

【标准定位】在肘前区，横平肘横纹，肱骨内上髁前缘。

【主治】心神疾患：心痛，癫狂，善笑，痫证。其他：暴喑，肘臂挛痛，麻木。

4. 灵道（Língdào）（HT 4）

【标准定位】在前臂前区，腕掌侧远端横纹上1.5寸，尺侧腕屈肌腱的桡侧缘。

【主治】心痛，手麻不仁。

5. 通里（Tōnglǐ）（HT 5）

【标准定位】在前臂前区，腕掌侧远端横纹上1寸，尺侧腕屈肌腱的桡侧缘。

【主治】心痛，头痛，头昏，盗汗。

6. 阴郄（Yīnxì）（HT 6）

【标准定位】在前臂前区，腕掌侧远端横纹上0.5寸，尺侧腕屈肌腱的桡侧缘。

【主治】心痛，盗汗，失语。

7. 神门（Shénmén）（HT 7）

【标准定位】在腕前区，腕掌侧远端横纹尺侧端，尺侧腕屈肌腱的桡侧缘。

【主治】心神疾患：心烦，善忘，不寐，痴呆，癫狂，痫证，头痛头昏，心痛，心悸，怔忡。其他：目眩，目黄，咽干，失音，手臂寒痛，麻木，喘逆上气，呕血，热病不嗜食。

8. 少府（Shàofǔ）（HT 8）

【标准定位】在手掌，横平第5掌指关节近端，第4、5掌骨之间。

【主治】心神疾患：心悸，胸痛，善笑，悲恐，善惊。其他：掌中热，手小指拘挛，臂神经痛。

9. 少冲（Shàochōng）（HT 9）

【标准定位】在手指，小指末节桡侧，指甲根角侧上方0.1寸（指寸）。

【主治】癫狂，热病，中风昏迷。

此经穴位见图2-8。

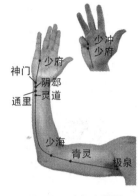

图2-8　心经穴位图

手太阳小肠经经穴

1. 少泽（Shàozé）（SI 1）

【标准定位】在手指，小指末节尺侧，距指甲根角侧上方0.1寸（指寸）。

【主治】中风昏迷，目生翳膜，产后无乳。

2. 前谷（Qiángǔ）（SI 2）

【标准定位】在手指，第5掌指关节尺侧远端赤白肉际凹陷中。

【主治】头项急痛，颈项不得回顾，臂痛不得举。

3. 后溪（Hòuxī）（SI 3）

【标准定位】在手内侧，第5掌指关节尺侧近端赤白肉际凹陷中。

【主治】外感疾患：热病汗不出，疟疾，黄疸。头面五官疾患：目痛泣出，目中白翳，目赤，目眩，耳鸣，耳聋，鼻塞不利，鼻出血，颊肿，咽肿喉痹。精神神经系统疾病：癫、狂、痫，脏躁，失眠，中风。本经脉所过部位的疾患：头项急痛，颈项不得回顾，颈肩部疼痛，肘臂小指拘急疼痛，身体不遂，臂痛不得举。其他：胸满腹胀，喘息，妇人产后无乳，疟疾。

4. 腕骨（Wàngǔ）（SI 4）

【标准定位】在腕区，第5掌骨基底与三角骨之间的赤白肉际凹陷处。

【主治】黄疸，消渴。

5. 阳谷（Yánggǔ）（SI 5）

【标准定位】在腕后区，尺骨茎突与三角骨之间的凹陷中。

【主治】头痛，臂、腕外侧痛。

6. 养老（Yǎnglǎo）（SI 6）

【标准定位】在前臂后区，腕背横纹上1寸，尺骨头桡侧凹陷中。

【主治】目视不明，急性腰痛。

7. 支正（Zhīzhèng）（SI 7）

【标准定位】在前臂后区，腕背侧远端横纹上5寸，尺骨尺侧与尺侧腕屈肌之间。

【主治】腰背酸痛，四肢无力。

8. 小海（Xiǎohǎi）（SI 8）

【标准定位】在肘后区，尺骨鹰嘴与肱骨内上髁之间凹陷中。

【主治】癫狂，痫证。

9. 肩贞（Jiānzhēn）（SI 9）

【标准定位】在肩胛区，肩关节后下方，腋后纹头直上1寸。

【主治】肩胛痛，手臂麻痛。

10. 臑俞（Nàoshū）（SI 10）

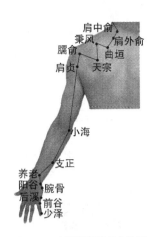

图2-9　小肠经四肢部穴位图

【标准定位】在肩胛区，腋后纹头直上，肩胛冈下缘凹陷中。

【主治】肩臂酸痛无力，肩肿，颈项瘰疬。

11. 天宗（Tiānzōng）（SI 11）

【标准定位】在肩胛区，肩胛冈中点与肩胛骨下角连线上1/3与2/3交点凹陷中。

【主治】肩胛痛，乳痛。

12. 秉风（Bǐngfēng）（SI 12）

【标准定位】在肩胛区，肩胛冈中点上方冈上窝中。

【主治】肩胛疼痛不举。

13. 曲垣（Qǔyuán）（SI 13）

【标准定位】在肩胛区，肩胛冈内侧端上缘凹陷中。

【主治】肩胛拘挛疼痛，肩胛疼痛不举，上肢酸麻，咳嗽等。

14. 肩外俞（Jiānwàishū）（SI 14）

【标准定位】在脊柱区，第1胸椎棘突下，后正中线旁开3寸。

【主治】肩背酸痛，颈项强急，上肢冷痛等。

15. 肩中俞（Jiānzhōngshū）（SI 15）

【标准定位】在脊柱区，第7颈椎棘突下，后正中线旁开2寸。

【主治】咳嗽，肩背酸痛，颈项强急。

16. 天窗（Tiānchuāng）（SI 16）

【标准定位】在颈部，横平喉结，胸锁乳突肌的后缘。

【主治】咽喉肿痛，暴喑不能言。

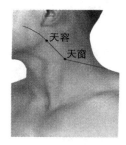

图2-10　小肠经颈部穴位图

17. 天容（Tiānróng）（SI 17）

【标准定位】在颈部，下颌角后方，胸锁乳突肌的前缘凹陷中。

【主治】咽喉肿痛，头项痛肿。

18. 颧髎（Quánliáo）（SI 18）

【标准定位】在面部，颧骨下缘，目外眦直下凹陷中。

【主治】面痛，眼睑瞤动，口㖞，龈肿齿痛。

19. 听宫（Tīnggōng）（SI 19）

【标准定位】在面部，耳屏正中与下颌骨髁突之间的凹陷中。

【主治】耳鸣，耳聋，聤耳。

此经穴位见图2-9～图2-11。

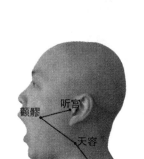

图2-11　小肠经头颈部穴位图

刮痧
疗法治百病

足太阳膀胱经经穴

1. 睛明（Jīngmíng）（BL 1）

【标准定位】在面部，目内眦内上方眶内侧壁凹陷中。

【主治】眼科疾病：目赤肿痛，迎风流泪，内眦痒痛，胬肉攀睛，目翳，目视不明，近视，夜盲，色盲等。其他：急性腰扭伤，坐骨神经痛。

2. 攒竹（Cuánzhú）（BL 2）

【标准定位】在面部，眉头凹陷中，额切迹处。

【主治】神经系统疾病：头痛，眉棱骨痛，眼睑瞤动，口眼㖞斜。五官科系统疾病：目赤肿痛，迎风流泪，近视，目视不明等。其他：腰背肌扭伤，膈肌痉挛。

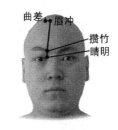

3. 眉冲（Méichōng）（BL 3）

【标准定位】在头部，额切际直上入发际0.5寸。

【主治】眩晕，头痛，鼻塞，目视不明。

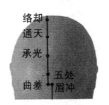

4. 曲差（Qūchā）（BL 4）

【标准定位】在头部，前发际正中直上0.5寸，旁开1.5寸。

【主治】头痛，鼻塞，鼻出血。

5. 五处（Wǔchù）（BL 5）

【标准定位】在头部，前发际正中直上1.0寸，旁开1.5寸。

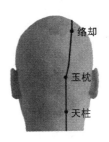

图2-12 膀胱经头面部穴位图

【主治】小儿惊风，头痛，目眩，目视不明。

6. 承光（Chéngguāng）（BL 6）

【标准定位】在头部，前发际正中直上2.5寸，旁开1.5寸。
【主治】头痛，目痛，目眩，目视不明等。

7. 通天（Tōngtiān）（BL 7）

【标准定位】在头部，前发际正中直上4.0寸，旁开1.5寸处。
【主治】头痛，头重。

8. 络却（Luòquè）（BL 8）

【标准定位】在头部，前发际正中直上5.5寸，旁开1.5寸。
【主治】口㖞，眩晕，癫狂，痫证，鼻塞，目视不明，项肿，瘿瘤。

9. 玉枕（Yùzhěn）（BL 9）

【标准定位】在头部，后发际正中直上2.5寸，旁开1.3寸。
【主治】头痛。

10. 天柱（Tiānzhù）（BL 10）

【标准定位】在颈后区，横平第2颈椎棘突上际，斜方肌外缘凹陷中。
【主治】头痛，项强，肩背痛。

11. 大杼（Dàzhù）（BL 11）

【标准定位】在脊柱区，当第1胸椎棘突下，后正中线旁开1.5寸。
【主治】颈项强，肩背痛，喘息，胸胁支满。

12. 风门（Fēngmén）（BL 12）

【标准定位】在脊柱区，第2胸椎棘突下，后正中线旁开1.5寸。
【主治】伤风咳嗽，发热头痛。

刮痧
疗法治百病

13. 肺俞（Fèishū）（BL 13）

【标准定位】在脊柱区，第3胸椎棘突下，后正中线旁开1.5寸。

【主治】咳嗽上气，胸满喘逆，脊背疼痛。

14. 厥阴俞（Juéyīnshū）（BL 14）

【标准定位】在脊柱区，当第4胸椎棘突下，后正中线旁开1.5寸。

【主治】心痛，心悸，胸闷。

15. 心俞（Xīnshū）（BL 15）

【标准定位】在脊柱区，第5胸椎棘突下，后正中线旁开1.5寸。

【主治】心胸疾患：胸引背痛，心痛，心悸，心烦胸闷，气喘，咳嗽咯血。神志疾患：癫狂，痫证，失眠，健忘，悲愁恍惚。胃肠疾患：呕吐不食，噎膈。循行疾患：肩背痛，痈疽发背。其他：梦遗，盗汗，溲浊。

16. 督俞（Dūshū）（BL 16）

【标准定位】在脊柱区，第6胸椎棘突下，后正中线旁开1.5寸。

【主治】心痛，腹痛，腹胀，肠鸣，呃逆。

17. 膈俞（Géshū）（BL 17）

【标准定位】在脊柱区，第7胸椎棘突下，后正中线旁开1.5寸。

【主治】血证：咯血，衄血，便血，产后败血冲心。心胸疾患：心痛，心悸，胸痛，胸闷。其他：呕吐，呃逆，盗汗，荨麻疹。

18. 肝俞（Gānshū）（BL 18）

【标准定位】在脊柱区，第9胸椎棘突下，后正中线旁开1.5寸。

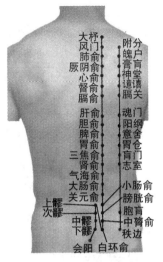

图2-13 膀胱经腰背部穴位图

【主治】肝胆疾患：脘腹胀满，胸胁支满，黄疸结胸，吞酸吐食，饮食不化，心腹积聚痞。神志疾患：癫狂，痫证。眼病：目赤痛痒，胬肉攀睛，目生白翳，多眵，雀目，青盲，目视不明。血证：咯血，吐血，鼻出血。经筋病：颈项强痛，腰背痛，寒疝。妇人疾患：月经不调，闭经，痛经。其他：头痛、眩晕。

19. 胆俞（Dǎnshū）（BL 19）

【标准定位】在脊柱区，第10胸椎棘突下，后正中线旁开1.5寸。
【主治】黄疸，肺痨。

20. 脾俞（Píshū）（BL 20）

【标准定位】在脊柱区，第11胸椎棘突下，后正中线旁开1.5寸。
【主治】脾胃肠疾患：腹胀，呕吐，泄泻，痢疾，完谷不化，噎膈，胃痛。血证：吐血，便血，尿血。其它：消渴。

21. 胃俞（Wèishū）（BL 21）

【标准定位】在脊柱区，第12胸椎棘突下，后正中线旁开1.5寸。
【主治】胃脘痛，反胃，呕吐，肠鸣，泄泻，痢疾，小儿疳积。

22. 三焦俞（Sānjiāoshū）（BL 22）

【标准定位】在脊柱区，第1腰椎棘突下，后正中线旁开1.5寸。
【主治】水肿，小便不利，遗尿，腹水，肠鸣泄泻。

23. 肾俞（Shènshū）（BL 23）

【标准定位】在脊柱区，第2腰椎棘突下，后正中线旁开1.5寸。
【主治】遗精，阳痿，月经不调，白带，不孕，遗尿，小便不利，水肿，腰膝酸痛，目昏，耳鸣，耳聋。

24. 气海俞（Qìhǎishū）（BL 24）

【标准定位】在脊柱区，第3腰椎棘突下，后正中线旁开1.5寸。
【主治】痛经，痔漏，腰痛，腿膝不利。

25. 大肠俞（Dàchángshū）（BL 25）

【标准定位】在脊柱，当第4腰椎棘突下，后正中线旁开1.5寸。
【主治】腹痛，腹胀，泄泻，肠鸣，便秘，痢疾，腰脊强痛等。

26. 关元俞（Guānyuánshū）（BL 26）

【标准定位】在脊柱区，第5腰椎棘突下，后正中线旁开1.5寸。
【主治】腹胀，泄泻，小便不利，遗尿，腰痛。

27. 小肠俞（Xiǎochángshū）（BL 27）

【标准定位】在骶区，横平第1骶后孔，骶正中嵴旁1.5寸。
【主治】痢疾，泄泻，疝气，痔疾。

28. 膀胱俞（Pángguāngshū）（BL 28）

【标准定位】在骶区，横平第2骶后孔，骶正中嵴旁1.5寸。
【主治】小便赤涩，癃闭，遗尿，遗精。

29. 中膂俞（Zhōnglǔshū）（BL 29）

【标准定位】在骶区，横平第3骶后孔，骶正中嵴旁1.5寸。
【主治】腰脊强痛，消渴，疝气，痢疾。

30. 白环俞（Báihuánshū）（BL 30）

【标准定位】在骶区，横平第4骶后孔，骶正中嵴旁1.5寸。
【主治】白带，月经不调，疝气，遗精，腰腿痛。

31. 上髎（Shàngliáo）（BL 31）

【标准定位】在骶区，正对第1骶后孔中。
【主治】月经不调，带下，遗精，阳痿，阴挺，二便不利，腰骶痛，膝软。

32. 次髎（Cìliáo）（BL 32）

【标准定位】在骶区，正对第2骶后孔中。

【主治】同上髎。

33. 中髎（Zhōngliáo）（BL 33）

【标准定位】在骶区，正对第3骶孔中。
【主治】同上髎。

34. 下髎（Xiàliáo）（BL 34）

【标准定位】在骶区，正对第4骶后孔中。
【主治】同上髎。

35. 会阳（Huìyáng）（BL 35）

【标准定位】在骶区，尾骨端旁开0.5寸。
【主治】泄泻，痢疾，痔疾，便血，阳痿，带下。

36. 承扶（Chéngfú）（BL 36）

【标准定位】在股后区，臀沟的中点。
【主治】腰、骶、臀、股部疼痛，下肢瘫痪，痔疮。

37. 殷门（Yīnmén）（BL 37）

【标准定位】在股后区，臀沟下6寸，股二头肌与半腱肌之间。
【主治】腰、骶、臀、股部疼痛，下肢瘫痪。

38. 浮郄（Fúxì）（BL 38）

【标准定位】在膝后区，腘横纹上1寸，股二头肌腱的内侧缘。
【主治】腰、骶、臀、股部疼痛，腘筋挛急，下肢瘫痪。

39. 委阳（Wěiyáng）（BL 39）

【标准定位】在膝部，腘横纹上，当股二头肌腱内侧缘。
【主治】小便淋沥，遗溺，癃闭，便秘。

40. 委中（Wěizhōng）（BL 40）

【标准定位】在膝后区，腘横纹中点。

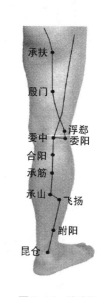

图2-14　膀胱经
下肢部穴位图

【主治】本经脉所过部位的疾患：腰脊痛，尻股寒，髀枢痛，风寒湿痹，半身不遂，腘筋挛急，脚弱无力，脚气。

皮肤疾患：丹毒，疔疮，疖肿，肌衄，皮肤瘙痒。

肠胃疾患：腹痛，吐泻。

41. 附分（Fùfēn）（BL 41）

【标准定位】在脊柱区，第2胸椎棘突下，后正中线旁开3寸。

【主治】肩背拘急疼痛，颈项强痛，肘臂麻木疼痛。

42. 魄户（Pòhù）（BL 42）

【标准定位】在脊柱区，第3胸椎棘突下，后正中线旁开3寸。

【主治】肺痨，咳嗽，气喘，项强，肩背痛。

43. 膏肓（Gāohuāng）（BL 43）

【标准定位】在脊柱区，第4胸椎棘突下，后正中线旁开3寸。

【主治】本穴用于治疗各种中医辨证属慢性虚损的病证：肺痨，咳嗽，气喘，盗汗，健忘，遗精，完谷不化。

44. 神堂（Shéntáng）（BL 44）

【标准定位】在脊柱区，第5胸椎棘突下，后正中线旁开3寸。

【主治】同心俞。

45. 谚语（Yìxǐ）（BL 45）

【标准定位】在脊柱区，第6胸椎棘突下，后正中线旁开3寸处。

【主治】咳嗽，气喘，肩背痛，季胁痛。

46. 膈关（Géguān）（BL 46）

【标准定位】在脊柱区，第7胸椎棘突下，后正中线旁开3寸。

【主治】饮食不下，呕吐，嗳气，胸中噎闷，脊背强痛。

47. 魂门（Húnmén）（BL 47）

【标准定位】在脊柱区，第9胸椎棘突下，后正中线旁开3寸处。
【主治】胸胁胀痛，饮食不下，呕吐，肠鸣泄泻，背痛。

48. 阳纲（Yánggāng）（BL 48）

【标准定位】在脊柱区，第10胸椎棘突下，后正中线旁开3寸。
【主治】泄泻，黄疸，腹痛，肠鸣，消渴。

49. 意舍（Yìshè）（BL 49）

【标准定位】在脊柱区，第11胸椎棘突下，后正中线旁开3寸处。
【主治】腹胀，泄泻，呕吐，纳呆。

50. 胃仓（Wèicāng）（BL 50）

【标准定位】在脊柱区，第12胸椎棘突下，后正中线旁开3寸处。
【主治】胃痛，小儿食积，腹胀，水肿，脊背痛。

51. 肓门（Huāngmén）（BL 51）

【标准定位】在腰区，第1腰椎棘突下，后正中线旁开3寸处。
【主治】痞块，妇人乳疾，上腹痛，便秘等。

52. 志室（Zhìshì）（BL 52）

【标准定位】在腰区，第2腰椎棘突下，后正中线旁开3寸处。
【主治】遗精，阳痿，阴痛水肿，小便不利，腰脊强痛。

53. 胞肓（Bāohuāng）（BL 53）

【标准定位】在骶区，横平第2骶后孔，骶正中嵴旁开3寸。
【主治】小便不利，腰脊痛，腹胀，肠鸣，便秘。

54. 秩边（Zhìbiān）（BL 54）

【标准定位】在骶区，横平第4骶后孔，骶正中嵴旁开3寸。

【主治】腰骶痛，下肢痿痹，痔疾，大便不利，小便不利。

55. 合阳（Héyáng）（BL 55）

【标准定位】在小腿后区，腘横纹下2寸，腓肠肌内、外侧头之间。
【主治】腰脊痛，下肢酸痛，痿痹，崩漏，带下。

56. 承筋（Chéngjīn）（BL 56）

【标准定位】小腿后区，腘横纹下5寸，腓肠肌两肌腹之间。
【主治】小腿痛，腰脊拘急，转筋，痔疮。

57. 承山（Chéngshān）（BL 57）

【标准定位】在小腿后区，腓肠肌两肌腹与肌腱交角处。
【主治】痔疮，便秘，腰背疼，腿痛。

58. 飞扬（Fēiyáng）（BL 58）

【标准定位】在小腿后区，昆仑（BL 60）直上7寸，腓肠肌外下缘与跟腱移行处。
【主治】腰腿痛，膝胫无力，小腿酸痛。

59. 跗阳（Fūyáng）（BL 59）

【标准定位】在小腿后区，昆仑（BL 60）直上3寸，腓骨与跟腱之间。
【主治】本经脉所过部位的疾患：腰、骶、髋、股后外疼痛。

60. 昆仑（Kūnlún）（BL 60）

【标准定位】在踝区，外踝尖与跟腱之间的凹陷中。
【主治】头痛，腰骶疼痛。

61. 仆参（Púcān）（BL 61）

【标准定位】在跟区，昆仑（BL 60）直下，跟骨外侧，赤白肉际处。
【主治】下肢痿弱，足跟痛。

62. 申脉（Shēnmài）（BL 62）

【标准定位】在踝区，外踝尖直下，外踝下缘与跟骨之间凹陷中。

【主治】神志疾患：失眠，癫狂，痫证，中风不省人事。头面五官疾患：偏正头痛，眩晕。

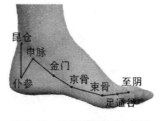

图2-15 膀胱经足背部穴位图

63. 金门（Jīnmén）（BL 63）

【标准定位】在足背，外踝前缘直下，第5跖骨粗隆后方，骰骨下缘凹陷中。

【主治】头风，足部扭伤。

64. 京骨（Jīnggǔ）（BL 64）

【标准定位】在跖区，第5跖骨粗隆前下方，赤白肉际处。

【主治】头痛，眩晕。

65. 束骨（Shùgǔ）（BL 65）

【标准定位】在跖区，第5跖趾关节的近端，赤白肉际处。

【主治】头痛，目赤，痔疮，下肢后侧痛。

66. 足通谷（Zútōnggǔ）（BL 66）

【标准定位】在足趾，第5跖趾关节的远端，赤白肉际处。

【主治】头痛。

67. 至阴（Zhìyīn）（BL 67）

【标准定位】在足趾，小趾末节外侧，趾甲根角侧后方0.1寸（指寸）。

【主治】胎位不正，难产。

此经穴位见图2-12～图2-15。

足少阴肾经经穴

1. 涌泉（Yǒngquán）（KI 1）

【标准定位】在足底，屈足卷趾时足心最凹陷处。

【主治】神志疾患：尸厥，癫狂，痫证，善恐，善忘，小儿惊风。头面五官疾患：头痛，头晕，目眩，舌干，咽喉肿痛，鼻出血，喑不能言。胸肺疾患：喘逆，咳嗽短气，咯血，肺痨。前阴疾患：阳痿，经闭，难产，妇人无子。本经脉所过部位的疾患：足心热，五趾尽痛，下肢瘫痪，奔豚气。

2. 然谷（Rángǔ）（KI 2）

【标准定位】在足内侧，足舟骨粗隆下方，赤白肉际处。

【主治】月经不调，胸胁胀满。

3. 太溪（Tàixī）（KI 3）

【标准定位】在踝区，内踝尖与跟腱之间的凹陷中。

【主治】肾脏疾患：遗尿，癃闭，淋证，遗精，阳痿，小便频，水肿。妇人疾患：月经不调，经闭，带下，不孕。胸肺疾患：咳嗽，气喘，咯血。神志疾患：失眠，健忘，神经衰弱。五官疾患：头痛，牙痛，咽喉肿痛，暴喑，鼻出血不止，耳鸣耳聋，青盲，夜盲，口中热。本经脉所过部位的疾患：内踝肿痛，足跟痛，下肢厥冷，腰痛，厥脊痛。其他：虚劳，脱证，脱发，咯血，消渴。

4. 大钟（Dàzhōng）（KI 4）

【标准定位】在跟区，内踝后下方，跟骨上缘，跟腱附着部前缘凹陷中。

【主治】咽喉肿痛，腰脊强痛。

5. 水泉（Shuǐquán）（KI 5）

【标准定位】在跟区，太溪（KI 3）直下1寸，跟骨结节内侧凹陷中。

【主治】小便不利，足跟痛。

6. 照海（Zhàohǎi）（KI 6）

【标准定位】在踝区，内踝尖下1寸，内踝下缘边际凹陷中。

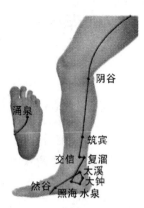

图2-16　肾经四肢部穴位图

【主治】头面五官疾患：咽喉肿痛暴喑。胸腹疾患：心痛，气喘，便秘，肠鸣泄泻。泌尿生殖疾患：月经不调，痛经，经闭，赤白带下，阴挺，阴痒，妇人血晕，胎衣不下，恶露不止，难产，疝气，淋病，遗精白浊，癃闭，小便频数，遗尿。神志疾患：痫病夜发，惊恐不安。

7. 复溜（Fùliū）（KI 7）

【标准定位】在小腿内侧，内踝尖上2寸，跟腱的前缘。

【主治】肾脏疾患：水肿，腹胀，腰脊强痛，腿肿。汗液疾患：盗汗，身热无汗，自汗。

8. 交信（Jiāoxìn）（KI 8）

【标准定位】在小腿内侧，内踝尖上2寸，胫骨内侧缘后际凹陷中。

【主治】月经不调，大便难，赤白痢。

9. 筑宾（Zhùbīn）（KI 9）

【标准定位】在小腿内侧，太溪（KI 3）直上5寸，比目鱼肌与跟腱之间。

【主治】脚软无力，足踹痛，小腿内侧痛。

10. 阴谷（Yīngǔ）（KI 10）

【标准定位】在膝后区，腘横纹上，半腱肌肌腱外侧缘。

刮痧
疗法治百病

【主治】遗精，阳痿。

11. 横骨（Hénggǔ）（KI 11）

【标准定位】在下腹部，脐中下5寸，前正中线旁开0.5寸。
【主治】腹胀，腹痛，泄泻，便秘。

12. 大赫（Dàhè）（KI 12）

【标准定位】在下腹部，脐中下4寸，前正中线旁开0.5寸。
【主治】遗精，月经不调，子宫脱垂，痛经，不孕，带下。

13. 气穴（Qìxué）（KI 13）

【标准定位】在下腹部，脐中下3寸，前正中线旁开0.5寸。
【主治】妇科系统疾病：月经不调，痛经，带下，不孕症。泌尿
生殖系统疾病：小便不通，遗精，阳痿，阴茎痛。

14. 四满（Sìmǎn）（KI 14）

【标准定位】在下腹部，脐中下2寸，前正中线旁开0.5寸。
【主治】妇科系统疾病：月经不调，痛经，不孕症，带下。泌尿
生殖系统疾病：遗尿，遗精，水肿。消化系统疾病：小腹痛、便秘。

15. 中注（Zhōngzhù）（KI 15）

【标准定位】在下腹部，脐中下1寸，前正中线旁开0.5寸。
【主治】腹胀，呕吐，泄泻，痢疾。

16. 肓俞（Huāngshū）（KI 16）

【标准定位】在腹中部，脐中旁开0.5寸。
【主治】腹痛绕脐，腹胀，呕吐，泄泻，痢疾，便秘。

17. 商曲（Shāngqū）（KI 17）

【标准定位】在上腹部，脐中上2寸，前正中线旁开0.5寸。
【主治】腹痛绕脐，腹胀，呕吐，泄泻，痢疾，便秘。

18. 石关（Shíguān）（KI 18）

【标准定位】在上腹部，脐中上3寸，前正中线旁开0.5寸。

【主治】经闭，带下，妇人产后恶露不止，阴门瘙痒。

19. 阴都（Yīndū）（KI 19）

【标准定位】在上腹部，脐中上4寸，前正中线旁开0.5寸。

【主治】腹胀，肠鸣，腹痛，便秘，妇人不孕。

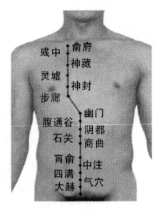

图2-17 肾经胸腹部穴位图

20. 腹通谷（Fùtōnggǔ）（KI 20）

【标准定位】在上腹部，脐中上5寸，前正中线旁开0.5寸。

【主治】腹痛，腹胀，呕吐，胸痛，心痛，心悸。

21. 幽门（Yōumén）（KI 21）

【标准定位】在上腹部，脐中上6寸，前正中线旁开0.5寸。

【主治】腹痛，呕吐，消化不良，泄泻，痢疾。

22. 步廊（Bùláng）（KI 22）

【标准定位】在胸部，第5肋间隙，前正中线旁开2寸。

【主治】咳嗽，哮喘，胸痛，乳痈。

23. 神封（Shénfēng）（KI 23）

【标准定位】在胸部，第4肋间隙，前正中线旁开2寸。

【主治】咳嗽，哮喘，呕吐，胸痛，乳痈。

24. 灵墟（Língxū）（KI 24）

【标准定位】在胸部，第3肋间隙，前正中线旁开2寸。

【主治】咳嗽，哮喘，胸痛，乳痈。

25. 神藏（Shéncáng）（KI 25）

【标准定位】在胸部，第2肋间隙，前正中线旁开2寸。
【主治】咳嗽，哮喘，胸痛。

26. 彧中（Yùzhōng）（KI 26）

【标准定位】在胸部，第1肋间隙，前正中线旁开2寸。
【主治】咳嗽，哮喘，胸胁胀满，不嗜食。

27. 俞府（Shūfǔ）（KI 27）

【标准定位】在胸部，锁骨下缘，前正中线旁开2寸。
【主治】咳嗽，哮喘，呕吐，胸胁胀满，不嗜食。
此经穴位见图2-16、图2-17。

手厥阴心包经经穴

1. 天池（Tiānchí）（PC 1）

【标准定位】在胸部，第4肋间隙，前正中线旁开5寸。
【主治】咳嗽，哮喘，呕吐，胸痛，胸闷。

2. 天泉（Tiānquán）（PC 2）

【标准定位】在臂前区，腋前纹头下2寸，肱二头肌的长、短头之间。
【主治】上臂内侧痛，胸胁胀满，胸背痛。

3. 曲泽（Qūzé）（PC 3）

【标准定位】在肘前区，肘横纹上，肱二头肌腱的尺侧缘凹陷中。
【主治】霍乱，肘臂挛痛不伸，痧证，风疹。

4. 郄门（Xìmén）（PC 4）

【标准定位】在前臂前区，腕掌侧远端横纹上5寸，掌长肌腱与桡侧腕屈肌腱之间。

【主治】心痛，心悸。

5. 间使（Jiānshǐ）（PC 5）

【标准定位】在前臂前区，腕掌侧远端横纹上3寸，掌长肌腱与桡侧腕屈肌腱之间。

【主治】疟疾。

6. 内关（Nèiguān）（PC 6）

【标准定位】在前臂前区，腕掌侧远端横纹上2寸，掌长肌腱与桡侧腕屈肌腱之间。

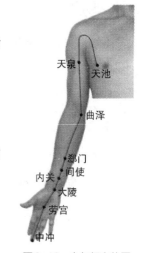

图2-18　心包经穴位图

【主治】心神血脉疾患：心痛，心悸，善惊，烦心，失眠，脏躁，癫痫，狂妄。脾胃疾患：胃脘疼痛，呕吐，呃逆。其他：哮喘，肘臂挛痛，产后血晕。

7. 大陵（Dàlíng）（PC 7）

【标准定位】在腕前区，腕掌侧远端横纹中，掌长肌腱与桡侧腕屈肌腱之间。

【主治】喜笑不休，狂言不乐，脏躁。

8. 劳宫（Láogōng）（PC 8）

【标准定位】在掌区，横平第3掌指关节近端，第2、3掌骨之间偏于第3掌骨。

【主治】心烦善怒，喜笑不休，癫狂，小儿惊厥。

9. 中冲（Zhōngchōng）（PC 9）

【标准定位】在手指，中指末端最高点。

【主治】心神疾患：心痛，心烦，中风，晕厥，中暑。热病：热病汗不出。其他：目赤，舌本痛，小儿夜啼。

此经穴位见图2-18。

手少阳三焦经经穴

1. 关冲（Guānchōng）（TE 1）

【标准定位】在手指，第4指末节尺侧，指甲根角侧上方0.1寸（指寸）。

【主治】寒热头痛，热病汗不出。

2. 液门（Yèmén）（TE 2）

【标准定位】在手背，当第4、5指间，指蹼缘后方赤白肉际处。

【主治】热病汗不出，寒热头痛，疟疾。

3. 中渚（Zhōngzhǔ）（TE 3）

【标准定位】在手背，第4、5掌骨间，掌指关节近端四陷中。

【主治】耳聋，耳鸣。

4. 阳池（Yángchí）（TE 4）

【标准定位】在腕后区，腕背侧远端横纹上，指伸肌腱的尺侧缘四陷中。

【主治】腕关节红肿不得屈伸，消渴。

5. 外关（Wàiguān）（TE 5）

【标准定位】在前臂后区，腕背侧远端横纹上2寸，尺骨与桡骨间隙中点。

【主治】外感疾患：热病，感冒。头面耳目疾患：头痛，耳鸣。其他：急惊

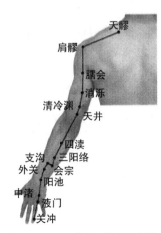

图2-19　三焦经四肢部穴位图

风，胸胁痛，肘臂屈伸不利。

6. 支沟（Zhīgōu）（TE 6）

【标准定位】在前臂后区，腕背侧远端横纹上3寸，尺骨与桡骨间隙中点。

【主治】胸胁痛，大便不通。

7. 会宗（Huìzōng）（TE 7）

【标准定位】在前臂后区，腕背侧远端横纹上3寸，尺骨的桡侧缘。

【主治】头耳疾患：偏头痛，耳聋，耳鸣。本经脉所过部位的疾患：肌肤疼痛，咳喘胸满，臂痛。

8. 三阳络（Sānyángluò）（TE 8）

【标准定位】在前臂后区，腕背侧远端横纹上4寸，尺骨与桡骨间隙中点。

【主治】臂痛，脑血管病后遗症。

9. 四渎（Sìdú）（TE 9）

【标准定位】在前臂后区，肘尖下5寸，尺骨与桡骨间隙中点。

【主治】暴喑，耳聋，下牙痛，眼疾。

10. 天井（Tiānjǐng）（TE 10）

【标准定位】在肘后区，肘尖上1寸凹陷中。

【主治】暴喑，眼疾。

11. 清冷渊（Qīnglěngyuān）（TE 11）

【标准定位】在臂后区，肘尖与肩峰角连线上，肘尖上2寸。

【主治】臂痛，头项痛，眼疾。

12. 消泺（Xiāoluò）（TE 12）

【标准定位】在臂后区，肘尖与肩峰角连线上，肘尖上5寸。

刮痧
疗法治百病

【主治】头项强痛，臂痛，头痛，齿痛。

13. 臑会（Nàohuì）（TE 13）

【标准定位】在臂后区，肩峰角下3寸，三角肌的后下缘。
【主治】肩胛肿痛，肩臂痛，瘿气，瘰疬。

14. 肩髎（Jiānliáo）（TE 14）

【标准定位】在三角肌区，肩峰角与肱骨大结节两骨间凹陷中。
【主治】肩胛肿痛，肩臂痛，瘿气，瘰疬。

15. 天髎（Tiānliáo）（TE 15）

【标准定位】在肩胛区，肩胛骨上角骨际凹陷中。
【主治】肩臂痛，颈项强痛，胸中烦满。

16. 天牖（Tiānyǒu）（TE 16）

【标准定位】在肩胛区，横平下颌角，胸锁乳突肌的后缘凹陷中。
【主治】头痛，头晕，突发性聋，项强。

17. 翳风（Yìfēng）（TE 17）

【标准定位】在颈部，耳垂后方，乳突下端前方凹陷中。
【主治】耳部疾患：耳鸣，耳聋，中耳炎。面颊部疾患：口眼喎斜，牙关紧闭，齿痛，颊肿。

18. 瘈脉（Chìmài）（TE 18）

【标准定位】在头部，乳突中央，角孙至翳风沿耳轮弧形连线的上2/3下1/3交点处。
【主治】耳鸣，小儿惊厥。

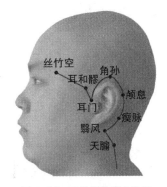

图 2-20 三焦经头部穴位图

19. 颅息（Lúxī）（TE 19）

【标准定位】在头部，角孙至翳风沿耳轮弧形连线的上1/3下2/3交点处。

【主治】耳鸣，头痛，耳聋，小儿惊厥，呕吐，泄泻。

20. 角孙（Jiǎosūn）（TE 20）

【标准定位】在头部，耳尖正对发际处。

【主治】耳部肿痛，目赤肿痛，齿痛，头痛，项强。

21. 耳门（Ěrmén）（TE 21）

【标准定位】在耳区，耳屏上切迹与下颌骨髁突之间的凹陷中。

【主治】耳鸣，耳聋，聤耳，齿痛，颈颌肿等。

22. 耳和髎（Ěrhéliáo）（TE 22）

【标准定位】在头部，鬓发后缘，耳廓根的前方，颞浅动脉的后缘。

【主治】牙关拘急，口眼㖞斜，头重痛，耳鸣，颌肿，鼻准肿痛等。

23. 丝竹空（Sīzhúkōng）（TE 23）

【标准定位】在面部，眉梢凹陷中。

【主治】头部疾患：头痛，齿痛，癫痫。眼目疾患：目眩，目赤肿痛，眼睑瞤动。

此经穴位见图2-19、图2-20。

足少阳胆经经穴

1. 瞳子髎（Tóngzǐliáo）（GB 1）

【标准定位】在面部，目外眦外侧0.5寸凹陷中。

【主治】头面疾患：头痛眩晕，口眼㖞斜。眼目疾患：目痛，目翳，迎风流泪，目多眵，目生翳膜。

2. 听会（Tīnghuì）（GB 2）

【标准定位】在面部，耳屏间切迹与下颌骨髁突之间的凹陷中。

【主治】头面疾患：头痛眩晕，口眼㖞斜。耳目疾患：耳鸣，耳聋。

3. 上关（Shàngguān）（GB 3）

【标准定位】在面部，颧弓上缘中央凹陷中。

【主治】头痛眩晕，耳鸣，耳聋。

4. 颔厌（Hànyàn）（GB 4）

【标准定位】在头部，从头维（ST 8）至曲鬓（GB 7）的弧形连线（其弧度与鬓发弧度相应）的上1/4与下3/4的交点处。

【主治】头痛眩晕，耳鸣，耳聋。

5. 悬颅（Xuánlú）（GB 5）

【标准定位】在头部，从头维（ST 8）至曲鬓（GB 7）的弧形连线（其弧度与鬓发弧度相应）的中点处。

【主治】偏头痛。

6. 悬厘（Xuánlí）（GB 6）

【标准定位】在头部，从头维（ST 8）至曲鬓（GB 7）的弧形连线（其弧度与鬓发弧度相应）的上3/4与下1/4的交点处。

【主治】头痛眩晕。

7. 曲鬓（Qūbìn）（GB 7）

【标准定位】在头部，耳前鬓角发际后缘与耳尖水平线的交点处。

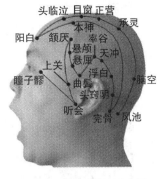

图2-21 胆经头面部穴位图

【主治】头痛眩晕。

8. 率谷（Shuàigǔ）（GB 8）

【标准定位】在头部，耳尖直上入发际1.5寸。
【主治】头痛，眩晕，小儿惊风。

9. 天冲（Tiānchōng）（GB 9）

【标准定位】在头部，耳根后缘直上，入发际2寸。
【主治】头痛眩晕。

10. 浮白（Fúbái）（GB 10）

【标准定位】在头部，耳后乳突的后上方，从天冲（GB 9）与完骨（GB 12）弧形连线（其弧度与鬓发弧度相应）的上1/3与下2/3交点处。
【主治】头痛，颈项强痛。

11. 头窍阴（Tóuqiàoyīn）（GB 11）

【标准定位】在头部，耳后乳突的后上方，当天冲（GB 9）与完骨（GB 12）的弧形连线（其弧度与耳郭弧度相应）的上2/3与下1/3交点处。
【主治】头面疾患：头痛眩晕，癫痫，口眼㖞斜。耳目疾患：耳鸣，耳聋，目痛，齿痛。其他：胸胁痛、口苦。

12. 完骨（Wángǔ）（GB 12）

【标准定位】在头部，耳后乳突的后下方凹陷中。
【主治】头痛眩晕，耳鸣，耳聋。

13. 本神（Běnshén）（GB 13）

【标准定位】在头部，前发际上0.5寸，头正中线旁开3寸。
【主治】头痛，眩晕，颈项强急。

14. 阳白（Yángbái）（GB 14）

【标准定位】在头部，眉上一寸，瞳孔直上。

【主治】头痛，眩晕，颈项强急。

15. 头临泣（Tóulínqì）（GB 15）

【标准定位】在头部，前发际上0.5寸，瞳孔直上。

【主治】头痛目眩，目赤肿痛，耳鸣耳聋，卒中不省人事。

16. 目窗（Mùchuāng）（GB 16）

【标准定位】在头部，前发际上1.5寸，瞳孔直上。

【主治】头痛头晕，小儿惊痫。

17. 正营（Zhèngyíng）（GB 17）

【标准定位】在头部，前发际上2.5寸，瞳孔直上。

【主治】头痛头晕，面目浮肿，目赤肿痛。

18. 承灵（Chénglíng）（GB 18）

【标准定位】在头部，前发际上4寸，瞳孔直上。

【主治】头痛，癫痫，惊悸。

19. 脑空（Nǎokōng）（GB 19）

【标准定位】枕外隆凸的上缘外侧，头正中线旁开2.25寸，平脑户穴。

【主治】头通，眩晕，颈项强痛，癫痫，惊悸。

20. 风池（Fēngchí）（GB 20）

【标准定位】在颈后区，枕骨之下，胸锁乳突肌上端与斜方肌上端之间的凹陷中。

【主治】外感疾患：头痛发热，洒渐振寒，热病汗不出，颈项强痛。头目疾患：头痛头晕，目赤肿痛，迎风流泪，翳膜遮睛，目视不明，雀目，青盲，面肿。耳鼻疾患：鼻渊，鼻出血，耳鸣耳聋。神志疾患：失眠，癫痫，中风昏迷，气厥。

21. 肩井（Jiānjǐng）（GB 21）

【标准定位】在肩胛区，第7颈椎棘突与肩峰最外侧点连线的中点。

【主治】肩臂疼痛，乳腺炎。

22. 渊腋（Yuānyè）（GB 22）

【标准定位】在胸外侧区，第4肋间隙中，在腋中线上。
【主治】胸满，胁痛，腋下肿，臂痛不举等症。

23. 辄筋（Zhéjīn）（GB 23）

【标准定位】在胸外侧区，第4肋间隙中，腋中线前1寸。
【主治】胸胁痛，腋肿，咳嗽，气喘，呕吐，吞酸。

24. 日月（Rìyuè）（GB 24）

【标准定位】在胸部，第7肋间隙，前正中线旁开4寸。
【主治】呃逆，翻胃吞酸。

25. 京门（Jīngmén）（GB 25）

【标准定位】在上腹部，第12肋骨游离端下际。
【主治】胁肋痛，腹胀，腰脊痛。

26. 带脉（Dàimài）（GB 26）

【标准定位】在侧腹部，第11肋骨游离端垂线与脐水平线的交点上。

【主治】妇人少腹痛，月经不调，赤白带下，经闭，痛经，不孕。

27. 五枢（Wǔshū）（GB 27）

【标准定位】在下腹部，横平脐下3寸，髂前上棘内侧。

【主治】少腹痛，月经不调，赤白带下。

28. 维道（Wéidào）（GB 28）

【标准定位】在下腹部，髂前上棘内下0.5寸。

【主治】月经不调，赤白带下。

29. 居髎（Jūliáo）（GB 29）

【标准定位】在臀区，髂前上棘与股骨大转子最凸点连线的中点处。

【主治】腰腿痹痛，瘫痪，足痿，疝气。

30. 环跳（Huántiào）（GB 30）

【标准定位】在臀区，股骨大转子最凸点与骶管裂孔连线上的外1/3与2/3交点处。

【主治】腰腿疼痛：腰胯疼痛，挫闪腰痛，下肢痿痹，膝踝肿痛。其他：遍身风疹，半身不遂。

31. 风市（Fēngshì）（GB 31）

【标准定位】在股部，直立垂手，掌心贴于大腿时，中指尖所指凹陷中，髂胫束后缘。

【主治】中风半身不遂，下肢痿痹，遍身瘙痒。

32. 中渎（Zhōngdú）（GB 32）

【标准定位】在股部，腘横纹上7寸，髂胫束后缘。

【主治】下肢痿痹，麻木，半身不遂等。

33. 膝阳关（Xīyángguān）（GB 33）

【标准定位】在膝部，股骨外上髁后上缘，股二头肌腱与髂胫束之间的凹陷中。

【主治】膝髌肿痛，腘筋挛急，小腿麻木等。

34. 阳陵泉（Yánglíngquán）（GB 34）

【标准定位】在小腿外侧，腓骨头前下方凹陷中。

【主治】头面疾患：头痛，耳鸣，耳聋，目痛，颊肿。胸部疾患：胸胁痛，乳肿痛，气喘，咳逆。胆肝疾患：胸胁支满，胁肋疼痛，呕吐胆汁，寒热往来，黄疸。本经脉所过部位的疾患：膝肿痛，下肢痿痹、麻木，脚胫酸痛，筋挛，筋软，筋缩，筋紧，脚气，半身不遂。其他：虚劳失精，小便不禁，遗尿。

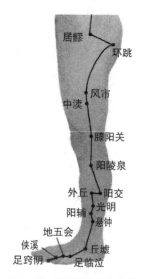

图 2-22　胆经四肢部穴位图

35. 阳交（Yángjiāo）（GB 35）

【标准定位】在小腿外侧，外踝尖上7寸，腓骨后缘。
【主治】膝痛，足胫痿痹。

36. 外丘（Wàiqiū）（GB 36）

【标准定位】在小腿外侧，外踝尖上7寸，腓骨前缘。
【主治】癫疾呕沫。

37. 光明（Guāngmíng）（GB 37）

【标准定位】在小腿外侧，外踝尖上5寸，腓骨前缘。
【主治】目赤肿痛，视物不明。

38. 阳辅（Yángfǔ）（GB 38）

【标准定位】在小腿外侧，外踝尖上4寸，腓骨前缘。
【主治】胸胁痛，下肢外侧痛。

39. 悬钟（Xuánzhōng）（GB 39）

【标准定位】在小腿外侧，外踝尖上3寸，腓骨前缘。

【主治】筋骨病：颈项强，四肢关节酸痛，半身不遂，筋骨挛痛，脚气，躄足，跟骨痛，附骨疽。胸胁疾患：瘰疬，腋肿，心腹胀满，胸胁疼痛。其他：头晕，失眠，记忆减退，耳鸣耳聋，高血压。

40. 丘墟（Qiūxū）（GB 40）

【标准定位】在踝区，外踝的前下方，趾长伸肌腱的外侧凹陷中。
【主治】胸胁痛。

41. 足临泣（Zúlínqì）（GB 41）

【标准定位】在足背，第4、5跖骨底结合部的前方，第5趾长伸肌腱外侧凹陷中。

【主治】头面五官疾患：头痛目眩，目赤肿痛，颔痛，齿痛，咽肿，耳聋。胸胁疾患：乳痈，呼吸困难，腋下肿，胁肋痛。本经脉所过部位的疾患：足跗肿痛，髀枢痛，膝踝关节痛，足背红肿。

42. 地五会（Dìwǔhuì）（GB 42）

【标准定位】在足背，第4、5跖骨间，第4跖趾关节近端凹陷中。
【主治】头痛目眩，目赤肿痛，咽肿，耳聋。

43. 侠溪（Xiáxī）（GB 43）

【标准定位】在足背，第4、5趾间，趾蹼缘后方赤白肉际处。
【主治】头痛，耳鸣，耳聋，目痛，颊肿。

44. 足窍阴（Zúqiàoyīn）（GB 44）

【标准定位】在足趾，第4趾末节外侧，趾甲根角侧后方0.1寸（指寸）。

【主治】偏头痛，目赤肿痛，耳鸣，耳聋，胸胁痛。
此经穴位见图2-21、图2-22。

足厥阴肝经经穴

1. 大敦（Dàdūn）（LR 1）

【标准定位】在足趾，大趾末节外侧，趾甲根角侧后方0.1寸（指寸）。

【主治】妇人疾患：经闭，崩漏，阴挺。前阴疾患：疝气，遗尿，癃闭。

2. 行间（Xíngjiān）（LR 2）

【标准定位】在足背，第1、2趾间，趾蹼缘后方赤白肉际处。

【主治】头面五官疾患：头痛、眩晕、目赤痛，青盲，口歪，耳鸣耳聋。心胸肺胁疾患：胸胁胀痛，咳嗽气喘，心烦，失眠。风证：中风，癫痫，瘛疭。血证：咯血，吐血，鼻出血。前阴疾患：阴中痛，淋疾，遗精，阳痿，外阴瘙痒。妇人疾患：痛经，崩漏，月经过多，闭经，带下。

3. 太冲（Tàichōng）（LR 3）

【标准定位】在足背，当第1、2跖骨间，跖骨底结合部前方凹陷中，或触及动脉搏动。

【主治】肝肾疾患：阴痛，精液不足，狐疝，遗尿，癃闭，小便赤，淋病，呕吐，胸胁支满，绕脐腹痛，飧泄。妇人疾患：月经不调，痛经，经闭，崩漏，带下，难产，乳痈。本经脉所过部位的疾患：筋挛，腿软无力，脚气红肿，五趾拘急，喉痛嗌干，口中烂，头昏目痛，头痛。神志疾患：小儿惊风，癫痫，心烦，失眠。其他：腰脊疼痛，瘰疬。

4. 中封（Zhōngfēng）（LR 4）

【标准定位】在踝区，内踝前，胫骨前肌腱的内侧缘凹陷处。

【主治】内踝肿痛，足冷，少腹痛，嗌干。

5. 蠡沟（Lígōu）（LR 5）

【标准定位】在小腿内侧，内踝尖上5寸，胫骨内侧面的中央。

【主治】疝气，遗尿，癃闭，阴痛阴痒，月经不调，赤白带下，阴挺，崩漏。

6. 中都（Zhōngdū）（LR 6）

【标准定位】在小腿内侧，内踝尖上7寸，胫骨内侧面的中央。

【主治】疝气，遗精，崩漏，恶露不尽。

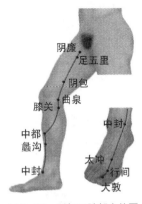

图 2-23　肝经四肢部穴位图

7. 膝关（Xīguān）（LR 7）

【标准定位】在膝部，胫骨内侧髁的下方，阴陵泉（SP 9）后1寸。

【主治】膝髌肿痛，历节风痛，下肢痿痹等。

8. 曲泉（Qūquán）（LR 8）

【标准定位】在膝部，腘横纹内侧端，半腱肌肌腱内缘凹陷中。

【主治】阳痿。

9. 阴包（Yīnbāo）（LR 9）

【标准定位】在股前区，髌底上4寸，股内肌与缝匠肌之间。

【主治】月经不调，腰骶痛引小腹等。

10. 足五里（Zúwǔlǐ）（LR 10）

【标准定位】在股前区，气冲（ST 30）直下3寸，动脉搏动处。

【主治】小便不通。

11. 阴廉（Yīnlián）（LR 11）

【标准定位】在股前区，气冲（ST 30）直下2寸。

【主治】月经不调，赤白带下，少腹疼痛。

12. 急脉（Jímài）（LR 12）

【标准定位】在腹股沟区，横平耻骨联合上缘，前正中线旁开2.5寸处。

【主治】少腹痛，疝气，阴茎痛等。

13. 章门（Zhāngmén）（LR 13）

【标准定位】在侧腹部，第11肋游离端的下际。

【主治】脘腹胀满，胸胁支满。

14. 期门（Qīmén）（LR 14）

【标准定位】在胸部，第6肋间隙，前正中线旁开4寸。

【主治】胸胁支满，呕吐呃逆。

此经穴位见图2-23、图2-24。

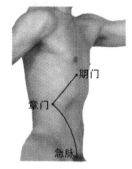

图2-24 肝经胸腹部穴位图

督脉经穴

1. 长强（Chángqiáng）（DU 1）

【标准定位】在会阴区，尾骨下方，尾骨端与肛门连线的中点处。
【主治】泄泻，便秘，便血，痔疾，脱肛。

2. 腰俞（Yāoshū）（DU 2）

【标准定位】在骶区，正对骶管裂孔，后正中线上。
【主治】泄泻，便秘，便血，痔疾，尾骶痛。

3. 腰阳关（Yāoyángguān）（DU 3）

【标准定位】在脊柱区，第4腰椎棘突下凹陷中，后正中线上。
【主治】腰骶痛，下肢痿痹，遗精，阳痿，月经不调。

4. 命门（Mìngmén）（DU 4）

【标准定位】在脊柱区，第2腰椎棘突下凹陷中，后正中线上。
【主治】生殖疾患：遗精，阳痿，不孕，白浊，赤白带下。二便疾患：遗尿，小便不利，泄泻。腰骶、下肢疾患：腰脊强痛，虚损腰痛，下肢痿痹。其他：汗不出，寒热痎疟，小儿发痫。

5. 悬枢（Xuánshū）（DU 5）

【标准定位】在脊柱区，第1腰椎棘突下凹陷中，后正中线上。
【主治】腹痛，腹胀，完谷不化，泄泻，腰脊强痛。

6. 脊中（Jǐzhōng）（DU 6）

【标准定位】在脊柱区，第11胸椎棘突下凹陷中，后正中线上。
【主治】腹泻，痢疾，痔疮。

7. 中枢（Zhōngshū）（DU 7）

【标准定位】在脊柱区，第10胸椎棘突下凹陷中，后正中线上。
【主治】呕吐，腹满，胃痛，食欲不振，腰背痛。

8. 筋缩（Jīnsuō）（DU 8）

【标准定位】在脊柱区，第9胸椎棘突下凹陷中，后正中线上。
【主治】抽搐，脊强，四肢不收，筋挛拘急，癫痫，惊痫等。

9. 至阳（Zhìyáng）（DU 9）

【标准定位】在脊柱区，第7胸椎棘突下凹陷中，后正中线上。
【主治】胸胁胀痛，黄疸，腰痛，脊强。

10. 灵台（Língtái）（DU 10）

【标准定位】在脊柱区，第6胸椎棘突下凹陷中，后正中线上。

【主治】疔疮，咳嗽，气喘，项强，背痛。

11. 神道（Shéndào）（DU 11）

【标准定位】在脊柱区，第5胸椎棘突下凹陷中，后正中线上。

【主治】失眠健忘，肩背痛。

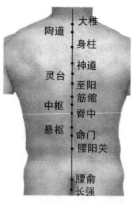

图2-25　督脉腰背部穴位图

12. 身柱（Shēnzhù）（DU 12）

【标准定位】在脊柱区，第3胸椎棘突下凹陷中，后正中线上。

【主治】咳嗽，气喘，疔疮发背。

13. 陶道（Táodào）（DU 13）

【标准定位】在脊柱区，第1胸椎棘突下凹陷中，后正中线上。

【主治】恶寒发热。

14. 大椎（Dàzhuī）（DU 14）

【标准定位】在脊柱区，第7颈椎棘突下凹陷中，后正中线上。

【主治】外感疾患：发热恶寒，头项强痛，肩背痛，风疹。胸肺疾患：肺胀胁满，咳嗽喘急。心神疾患：癫狂，小儿惊风。本经脉循行所过部位的疾患：颈项强直，角弓反张，肩颈疼痛。

15. 哑门（Yǎmén）（DU 15）

【标准定位】在颈后区，第2颈椎棘突上际凹陷中，后正中线上。

【主治】喑哑，舌缓不语，重舌，失语。

16. 风府（Fēngfǔ）（DU 16）

【标准定位】在颈后区，枕外隆突直下，两侧斜方肌之间凹陷中。

【主治】外感疾患：太阳中风，头痛，振寒汗出。头项五官疾患：颈项强痛，目眩，鼻塞，鼻出血，咽喉肿痛，中风舌强难言。神志疾患：狂走，狂言，妄见。

17. 脑户（Nǎohù）（DU 17）

【标准定位】在头部，枕外隆凸的上缘凹陷中。
【主治】癫狂，痫证，眩晕，头重，头痛，项强等。

18. 强间（Qiángjiān）（DU 18）

【标准定位】在头部，后发际正中直上4寸。
【主治】头痛，目眩，口㖞，痫证等。

19. 后顶（Hòudǐng）（DU 19）

【标准定位】在头部，后发际正中直上5.5寸。
【主治】项强，头痛，眩晕，心烦，失眠等。

20. 百会（Bǎihuì）（DU 20）

【标准定位】在头部，前发际正中直上5寸。
【主治】神志疾患：尸厥，惊悸，中风不语，痉疭，癫痫，癔症，耳鸣，眩晕。脾气不升：脱肛，痔疾，阴挺。

21. 前顶（Qiándǐng）（DU 21）

【标准定位】在头部，前发际正中直上3.5寸。
【主治】癫痫，小儿惊风，头痛，头晕。

22. 囟会（Xìnhuì）（DU 22）

【标准定位】在头部，前发际正中直上2寸。
【主治】头痛，目眩。

23. 上星（Shàngxīng）（DU 23）

【标准定位】在头部，前发际正中直上1寸。
【主治】头痛，眩晕，目赤肿痛，鼻出血，鼻痛。

24. 神庭（Shéntíng）（DU 24）

【标准定位】在头部，前发际正中直上0.5寸。

【主治】神志疾患：角弓反张，癫狂，痫证，惊悸，失眠。头面五官疾患：头晕，目眩，鼻渊，鼻出血，鼻塞，流泪，目赤肿痛，目翳，雀目，吐舌。

25. 素髎（Sùliáo）（DU 25）

【标准定位】在面部，鼻尖的正中央。

【主治】惊厥，昏迷，新生儿窒息，鼻塞。

26. 水沟（Shuǐgōu）（DU 26）

【标准定位】在面部，人中沟的上1/3与中1/3交点处。

【主治】神志疾患：昏迷，晕厥，中暑，癫痫，急慢惊风，牙关紧闭，瘟疫，黄疸，霍乱。五官科系统疾病：齿痛，风水面肿，鼻塞，鼻出血等。其他：脊膂强痛，挫闪腰痛等。

27. 兑端（Duìduān）（DU 27）

【标准定位】在面部，上唇结节的中点。

【主治】昏迷，鼻塞等症。

28. 龈交（Yínjiāo）（DU 28）

【标准定位】在上唇内，上唇系带与上牙龈的交点。

【主治】癫狂，心烦，癔症。

此经穴位见图2-25、图2-26。

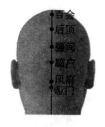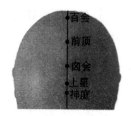

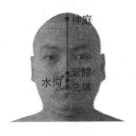
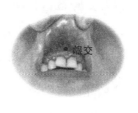

图 2-26 督脉头面部穴位图

任脉经穴

1. 会阴（Huìyīn）（RN 1）

【标准定位】在会阴区。男性在阴囊根部与肛门连线的中点，女性在大阴唇后联合与肛门连线的中点。

【主治】阴部疾患：阴痒，阴痛，阴部汗湿，阴门肿痛，小便难，大便秘结，闭经，疝气。神志疾患：溺水窒息，产后昏迷不醒，癫狂。

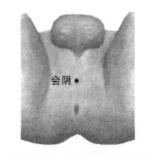

图 2-27 任脉会阴部穴位图

2. 曲骨（Qūgǔ）（RN 2）

【标准定位】在下腹部，耻骨联合上缘，前正中线上。
【主治】遗精，阳痿，月经不调，痛经，遗尿，带下，少腹胀满。

3. 中极（Zhōngjí）（RN 3）

【标准定位】在下腹部，脐中下4寸，前正中线上。
【主治】疝气偏坠，遗精，阴痛，阴痒。

4. 关元（Guānyuán）（RN 4）

【标准定位】在下腹部，脐中下3寸，前正中线上。
【主治】小腹疾患，妇人疾患，肠胃疾患，虚证。

5. 石门（Shímén）（RN 5）

【标准定位】在下腹部，当脐中下2寸，前正中线上。
【主治】经闭，带下。

6. 气海（Qìhǎi）（RN 6）

【标准定位】在下腹部，脐中下1.5寸，前正中线上。
【主治】小腹疾患，妇人疾患，肠胃疾患，虚证。

7. 阴交（Yīnjiāo）（RN 7）

【标准定位】在下腹部，脐中下1寸，前正中线上。
【主治】血崩，带下。

8. 神阙（Shénquè）（RN 8）

【标准定位】在脐区，脐中央。
【主治】各种脱证，虚寒厥逆，月经不调，崩漏，遗精，不孕，小便不禁等。

9. 水分（Shuǐfēn）（RN 9）

【标准定位】在上腹部，脐中上1寸，前正中线上。
【主治】水肿，泄泻，腹痛等。

10. 下脘（Xiàwǎn）（RN 10）

【标准定位】在上腹部，脐中上2寸，前正中线上。
【主治】腹痛，腹胀，呕吐，呃逆，泄泻等。

11. 建里（Jiànlǐ）（RN 11）

【标准定位】在上腹部，脐中上3寸，前正中线上。

刮痧
疗法治百病

【主治】胃脘痛，呕吐，食欲不振，肠中切痛。

12. 中脘（Zhōngwǎn）（RN 12）

【标准定位】在上腹部，脐中上4寸，前正中线上。

【主治】脾胃疾患。神志疾患：中暑，脏躁，癫狂，尸厥，头痛。其他：喘息不止，月经不调，经闭，妊娠恶阻。

13. 上脘（Shàngwǎn）（RN 13）

【标准定位】在上腹部，脐中上5寸，前正中线上。

【主治】胃脘疼痛，呕吐，呃逆，纳果，痢疾。

14. 巨阙（Jùquè）（RN 14）

【标准定位】在上腹部，脐中上6寸，前正中线上。

【主治】胸痛，心痛。

15. 鸠尾（Jiūwěi）（RN 15）

【标准定位】在上腹部，剑胸结合部下1寸，前正中线上。

【主治】胸满咳逆。

16. 中庭（Zhōngtíng）（RN 16）

【标准定位】在胸部，剑胸结合中点处，前正中线上。

【主治】心痛，胸满等；噎膈，呕吐。

17. 膻中（Tánzhōng）（RN 17）

【标准定位】在胸部，横平第4肋间隙，前正中线上。

【主治】胸肺疾患：胸闷，气短，咳喘。其他：噎膈，产妇乳少，小儿吐乳。

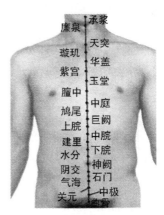

图2-28 任脉胸腹部穴位图

18. 玉堂（Yùtáng）（RN 18）

【标准定位】在胸部，横平第3肋间隙，前正中线上。
【主治】咳嗽，气短喘息。

19. 紫宫（Zǐgōng）（RN 19）

【标准定位】在胸部，横平第2肋间隙，前正中线上。
【主治】咳嗽，气喘等；胸胁支满，胸痛等。

20. 华盖（Huágài）（RN 20）

【标准定位】在胸部，横平第1肋间隙，前正中线上。
【主治】咳嗽，气喘等；胸胁支满，胸痛等。

21. 璇玑（Xuánjī）（RN 21）

【标准定位】在胸部，胸骨上窝下1寸，前正中线上。
【主治】咳嗽，气喘等；胸胁支满，胸痛等；咽喉肿痛等。

22. 天突（Tiāntū）（RN 22）

【标准定位】在颈前区，胸骨上窝中央，前正中线上。
【主治】胸肺疾患：哮喘，咳嗽，咯吐脓血。颈部疾患：暴喑，咽喉肿痛，瘿气，梅核气。其他：心与背相控而痛，瘾疹。

23. 廉泉（Liánquán）（RN 23）

【标准定位】在颈前区，喉结上方，舌骨上缘凹陷中，前正中线上。
【主治】舌喉疾患：舌下肿痛，舌纵涎下，舌强不语，暴喑，口舌生疮。

24. 承浆（Chéngjiāng）（RN 24）

【标准定位】在面部，颏唇沟的正中凹陷处。
【主治】中风昏迷，癫痫，口眼㖞斜，流涎。
此经穴位见图2-27、图2-28。

经外奇穴

（一）头颈部奇穴

1. 四神聪（Sìshéncōng）（EX-HN 1）

【标准定位】在头部，百会（GV 20）前、后、左、右各旁开1寸，共4穴（图2-29）。

【主治】失眠，健忘，癫痫，头痛，眩晕，脑积水，大脑发育不全等。

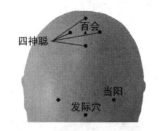

图2-29 四神聪、发际穴、当阳穴

2. 发际穴（Fàjìxué）

【标准定位】头额部，前发际之中点处（图2-29）。

【主治】失眠，健忘，癫痫，头痛，眩晕等。

3. 当阳（Dāngyáng）（EX-HN 2）

【标准定位】在头部，瞳孔直上，前发际上1寸（图2-29）。

【主治】失眠，健忘，癫痫，头痛，眩晕等。

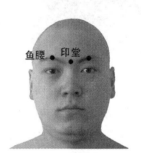

图2-30 印堂、鱼腰穴

4. 印堂（Yìntáng）（EX-HN 3）

【标准定位】在头部，两眉毛内侧端中间的凹陷中（图2-30）。

【主治】失眠，健忘，癫痫，头痛，眩晕等；鼻出血，目赤肿痛，三叉神经痛等。

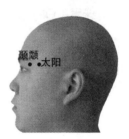

图2-31 太阳、颞颥穴

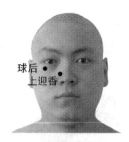

图2-32 球后、上迎香穴

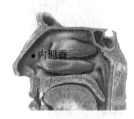

图2-33 内迎香穴

5. 鱼腰（Yúyāo）（EX-HN 4）

【标准定位】在额部，瞳孔直上，眉毛中（图2-30）。

【主治】眼睑眴动，口眼㖞斜，眼睑下垂等；鼻出血，目赤肿痛，三叉神经痛等。

6. 太阳（Tàiyáng）（EX-HN 5）

【标准定位】在头部，眉梢与目外眦之间，向后约一横指的凹陷中（图2-31）。

【主治】失眠，健忘，癫痫，头痛，眩晕等；鼻出血，目赤肿痛，三叉神经痛等。

7. 颞颥（Nièrú）

【标准定位】当头面部，在眉毛外端与眼外眦角线边的中点处（图2-31）。

【主治】精神神经系统疾病：头痛，眩晕，面神经麻痹。其他：眼部疾患。

8. 球后（Qiúhòu）（EX-HN 7）

【标准定位】在面部，眶下缘外1/4与内3/4交界处（图2-32）。

【主治】五官科系统疾病：视神经炎，青光眼，内斜视，虹膜睫状体炎等。

9. 上迎香（Shàngyíngxiāng）（EX-HN 8）

【标准定位】在面部，鼻翼软骨与鼻甲的交界处，近鼻唇沟上端处（图2-32）。

【主治】五官科系统疾病：过敏性鼻炎，鼻窦炎，鼻出血，嗅觉减退等。

10. 内迎香（Nèiyíngxiāng）（EX-HN 9）

【标准定位】在鼻孔内，当鼻翼软骨与鼻甲交界的黏膜处（图

2-33）。

【主治】精神神经系统疾病：头痛，眩晕，急惊风。五官科系统疾病：目赤肿痛，鼻炎，咽喉炎。其他：中暑。

11. 金津、玉液（Jīnjīn，Yùyè）（EX-HN12，EX-HN13）

【标准定位】在口腔内，舌下系带两旁的静脉上，左为金津，右为玉液（图2-34）。

【主治】五官科系统疾病：口腔炎，咽喉炎，扁桃体炎。其他：脑血管病后遗症语言障碍，呕吐，腹泻等。

12. 海泉（Hǎiquán）（EX-HN 11）

【标准定位】在口腔内，舌下系带中点处（图2-35）。

【主治】口舌生疮，呕吐，腹泻，高热神昏，咽喉炎，脑血管意外后遗症语言障碍，糖尿病等。

13. 耳尖（Ěrjiān）（EX-HN 6）

【标准定位】在耳区，在外耳轮的最高点（图2-36）。

【主治】五官科系统疾病：急性结膜炎，睑腺炎，沙眼。其他：头痛，咽喉炎，高热等。

14. 翳明（Yìmíng）（EX-HN 14）

【标准定位】在项部，翳风（TE 17）后1寸（图2-36）。

【主治】五官科系统疾病：远视，近视，夜盲症，白内障，青光眼，视神经萎缩，耳鸣。精神神经系统疾病：头痛，眩晕，失眠，精神病。

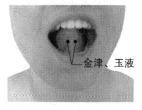

图 2-34　金津、玉液穴

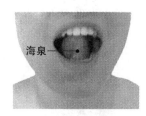

图 2-35　海泉穴

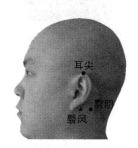

图 2-36　耳尖、翳明穴

（二）胸腹部奇穴

1. 脐中四边（Qízhōngsìbiān）

【标准定位】位于腹中部，当脐中上、下、左、右各开1寸处（包括脐上水分和脐下阴交两个任脉经穴）（图2-37）。

【主治】消化系统疾病：胃痉挛，肠鸣音亢进，急慢胃肠炎，胃扩张，消化不良。其他：癫痫等。

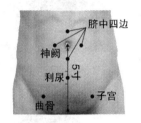

图2-37 脐中四边、利尿、子宫穴

2. 利尿（Lìniào）

【取法】在下腹部，神阙穴与耻骨联合上缘连线的中点取穴（图2-37）。

【主治】泌尿生殖系统疾病：尿潴留，泌尿系感染，遗尿。其他：急、慢性胃肠炎，胃下垂等。

3. 子宫（Zǐgōng）（EX-CA 1）

【标准定位】在下腹部，脐中下4寸，前正中线旁开3寸（图2-37）。

【主治】妇科系统疾病：月经不调，痛经，子宫脱垂，功能性子宫出血，不孕症，子宫内膜炎，盆腔炎。其他：肾盂肾炎，膀胱炎，阑尾炎等。

（三）项背腰部奇穴

1. 颈百劳（Jǐngbǎiláo）（EX-HN 15）

【标准定位】在颈部，第7颈椎棘突直上2寸，后正中线旁开1寸（图2-38）。

【主治】呼吸系统疾病：支气管炎，支气管哮喘，肺结核。其他：颈椎病等。

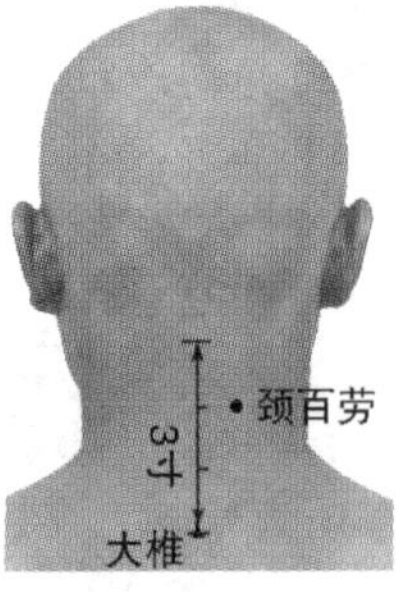

2. 定喘（Dìngchuǎn）（EX-B 1）

【标准定位】在脊柱区，横平第7颈

图2-38 颈百劳穴

刮痧疗法治百病

椎棘突下，后正中线旁开0.5寸（图2-39）。

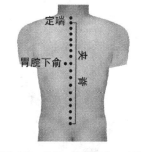

图2-39　定喘、胃脘下俞、夹脊穴

【主治】呼吸系统疾病：支气管炎，支气管哮喘，百日咳。其他：麻疹，肩背软组织疾患，落枕等。

3. 胃脘下俞（Wèiwǎnxiàshū）（EX-B 3）

【标准定位】在脊柱区，横平第8胸椎棘突下，后正中线旁开1.5寸（图2-39）。

【主治】消化系统疾病：胃炎，胰腺炎。其他：支气管炎，肋间胸膜炎，肋间神经痛等。

4. 夹脊（Jiājí）（EX-B 2）

【标准定位】在脊柱区，第1胸椎至第5腰椎棘突下两侧，后正中线旁开0.5寸，一侧17穴（图2-39）。

【主治】适应范围较大，其中上胸部的穴位治疗心、肺和上肢疾患；下胸部的穴位治疗胃肠疾患；腰部的穴位治疗腰、腹和下肢疾患。

（四）上肢部奇穴

1. 十宣（Shíxuān）（EX-UE 11）

【标准定位】在手指，十指尖端，距指甲游离缘0.1寸（指寸），左右共10穴（图2-40）。

【主治】精神神经系统疾病：昏迷，休克。其他：急性咽喉炎，急性胃肠炎，扁桃体炎，高血压等。

2. 四缝（Sìfèng）（EX-UE 10）

【标准定位】在手指，第2至第5指掌面的近侧指间关节横纹的中央，一手4穴（图2-40）。

【主治】百日咳，哮喘，小儿消化不良，肠蛔虫病。

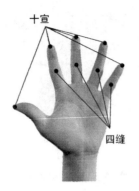

图2-40　十宣、四缝穴

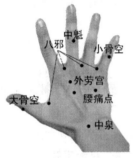

图2-41　八邪、大骨空、中魁、小骨空、腰痛点、外劳宫、中泉穴

3. 八邪（Bāxié）（EX-UE 9）

【标准定位】在手背，第1至第5指间。指蹼缘后方赤白肉际处，左右共8穴（图2-41）。

【主治】运动系统疾病：手指关节疾病，手指麻木。其他：头痛，咽痛。

4. 大骨空（Dàgǔkōng）（EX-UE 5）

【标准定位】在手指，拇指背面，指间关节的中点处（图2-41）。

【主治】五官科系统疾病：结膜炎，角膜炎，白内障，鼻出血等。其他：急性胃肠炎。

5. 中魁（Zhōngkuí）（EX-UE 4）

【标准定位】在手指，中指背面，近侧指间关节的中点处（图2-41）。

【主治】消化系统疾病：急性胃炎，贲门梗阻等。其他：鼻出血。

6. 小骨空（Xiǎogǔkōng）（EX-UE 6）

【标准定位】在手指，小指背面，近侧指间关节的中点处（图2-41）。

【主治】眼病，咽喉炎，掌指关节痛等。

7. 腰痛点（Yāotòngdiǎn）（EX-UE 7）

【标准定位】在手背，当第2、3掌骨及第4、5掌骨间，腕背侧远端横纹与掌指关节中点处，一侧两穴（图2-41）。

【主治】急性腰扭伤。

8. 外劳宫（Wàiláogōng）（EX-UE 8）

【标准定位】在手背，第2、3掌骨间，掌指关节后0.5寸（指寸）凹陷中（图2-41）。

【主治】运动系统疾病：颈椎病，落枕。其他：偏头痛，咽喉炎。

9. 中泉（Zhōngquán）（EX-UE 3）

【标准定位】在前臂后区，腕背侧远端横纹上，指总伸肌腱桡侧的凹陷中（图2-41）。

【主治】呼吸系统疾病：支气管炎，支气管哮喘。消化系统疾病：胃炎，肠炎等。

（五）下肢部奇穴

1. 气端（Qìduān）（EX-LE 12）

【标准定位】在足趾，十趾端的中央，距趾甲游离缘0.1寸（指寸），左右共10穴（图2-42）。

【主治】精神神经系统疾病：足趾麻木，脑血管意外急救。其他：睑腺炎。

2. 独阴（Dúyīn）（EX-LE 11）

【标准定位】在足底，第2趾的跖侧远端趾间关节的中点（图2-42）。

【主治】心绞痛，月经不调。

3. 里内庭（Lǐnèitíng）

【标准定位】在足掌面，第2、3跖趾关节前方凹陷中（图2-42）。

【主治】癫痫，骨痉挛，足趾麻木。

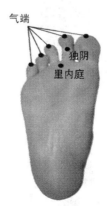

图2-42　气端、独阴、里内庭穴

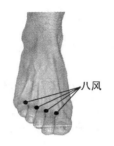

图2-43　八风穴

4. 八风（Bāfēng）（EX-LE 10）

【标准定位】在足背，第1~5趾间，趾蹼缘后方赤白肉际处，左右共8穴（图2-43）。

【主治】头痛，牙痛，胃痛，月经不调。

5. 阑尾穴（Lánwěixué）（EX-LE 7）

【标准定位】在小腿外侧，髌韧带外侧凹陷下5寸，胫骨前嵴外一横指（图2-44）。

【主治】消化系统疾病：急、慢性阑尾炎，胃炎，消化不良。其他：下肢瘫痪。

6. 胆囊穴（Dǎnnángxué）（EX-LE 6）

【标准定位】在小腿外侧，腓骨小头直下2寸（图2-44）。

【主治】消化系统疾病：急、慢性胆囊炎，胆石症，胆绞痛。其他：下肢瘫痪。

7. 内膝眼（Nèixīyǎn）（EX-LE 4）

【标准定位】在膝部，髌韧带两侧凹陷处的中央，在内侧的称内膝眼，在外侧的称外膝眼（图2-45）。

【主治】各种原因所致的膝关节炎，髌骨软化症等。

8. 鹤顶（Hèdǐng）（EX-LE 2）

【标准定位】在膝前区，髌底中点的上方凹陷处（图2-45）。

【主治】膝关节炎，脑血管病后遗症。

9. 百虫窝（Bǎichóngwō）（EX-LE 3）

【标准定位】在股前区，髌底内侧端上3寸（图2-45）。

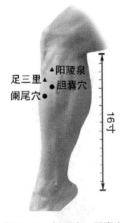

足三里　▲阳陵泉
　　　　●胆囊穴
阑尾穴●

16寸

图2-44　阑尾穴、胆囊穴

【主治】皮肤疾病：荨麻疹，风疹，皮肤瘙痒症，湿疹。其他：蛔虫病等。

10. 髋骨（Kuāngǔ）（EX-LE 1）

【标准定位】在股前区，当梁丘（ST 34）两旁各1.5寸，一侧两穴（图2-45）。

【主治】膝关节炎。

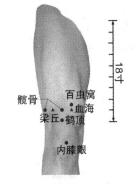

图2-45　内膝眼、鹤顶、百虫窝、髋骨穴

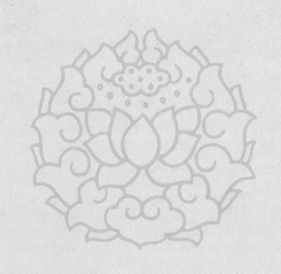

第三章

常见症状刮痧疗法

本章单独列出了一些常见症状，这些症状可出现于多种疾病，对以这些症状为主要表现，或不能立即明确诊断的，可以针对这些症状对症刮痧治疗。

发热

【概述】

　　正常人的体温保持在相对恒定的范围内，一般在36℃～37℃，正常体温在不同个体之间略有差异，且常受机体内、外因素的影响稍有波动。当机体在致热原的作用下或各种原因引起体温调节中枢的功能障碍时，体温升高超出正常范围，称为发热。引起发热的原因很多，最常见的是感染（包括各种传染病），其次是结缔组织病、恶性肿瘤等。临床上按发热的高低可分为：低热（37.3℃～38℃），中等度热（38.1℃～39℃），高热（39.1℃～41℃），超高热（41℃以上）。

【刮痧治疗】

 取穴　　大椎、至阳、肺俞、委中、曲泽、十宣。

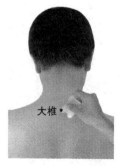

图3-1　刮大椎

刮痧
疗法治百病

098

操作方法　　刮拭以上穴位，大椎（图3-1）、委中（图3-2）、十宣可使用放痧法，用三棱针点刺出血。

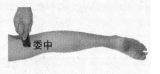

图3-2　角刮委中

　　风寒型用30%姜汁（即生姜汁30毫升加开水70毫升）为介质；风热型以薄荷液（薄荷10克加开水50毫升泡制，10分钟后取浸出液）；暑湿以藿香正气水为介质；寒包热以大青叶液（如薄荷液法泡制）为介质。以中等力度手法刮两背部，以出痧为度。

【注意事项】

刮痧后可饮温开水，以助发汗，并尽量多休息，避风寒。

眩晕

【概述】

　　眩晕是指患者感到自身或周围环境物有旋转或摇动的一种主观感觉障碍，常伴有客观的平衡障碍。一般无意识障碍，主要由迷路、前庭神经、脑干及小脑病变引起，也可由其他系统或全身性疾病而引起。按照病变部位的不同，大致可以分为周围性眩晕和中枢性眩晕两大类。周围性眩晕多数与耳部疾病有关，可见于梅尼埃病、迷路炎、内耳药物中毒、前庭神经元炎、晕动病等。周围性眩晕发作时多伴有听力减退、耳鸣、恶心、呕吐、出冷汗等症状。中枢性眩晕是由脑组织、脑神经疾病引起，如椎-基底动脉供血不足、高血压脑病、听神经瘤、脑血管病变、癫痫等。

【刮痧治疗】

 取穴　百会至风府，风池至肩井，头维、率谷、足三里、太冲。

操作方法　先刮百会至风府（图3-3），风池至肩井（图3-3），头维、率谷（图3-4），再刮足三里、太冲（图3-5）。

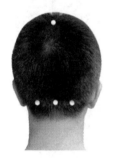

图 3-3　刮百会到风府

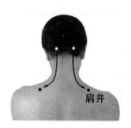

图 3-4　刮风池到肩井

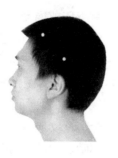

图 3-5　刮头维、率谷

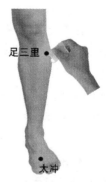

图 3-6　刮足三里、太冲

头痛

【概述】

头痛通常是指局限于头颅上半部，包括眉弓、耳轮上缘和枕外隆突连线以上部位的疼痛。头痛是临床上常见的一种自觉症状，其发病机制复杂，可单独出现，也可见于各种急慢性疾病。根据发病的缓急可分为急性头痛（病程在2周内）、亚急性头痛（病程在3个月内）和慢性头痛（病程大于3个月）。国际头痛协会将头痛分为偏头痛、紧张性头痛、丛集性头痛和慢性阵发性偏侧头痛等13类，且每类头痛均有明确的诊断标准，已在临床广泛采用。刮痧对于多数功能性头痛疗效较好。

【刮痧治疗】

临床上根据疼痛所在部位，来分辨其病属何经，再进行治疗。如前头痛属阳明经头痛；后头痛属太阳经头痛；头顶痛属厥阴经头痛；两侧头痛则属少阳经头痛。

（1）前头痛

 上星至神庭，头临泣至阳白，印堂、头维、合谷。

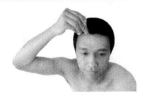

图 3-7　刮头维穴

 先刮上星至神庭、头临泣至阳白，再刮头维（图3-7）、印堂（图3-8），最后刮合谷（图3-9）。

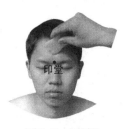

图 3-8　刮印堂

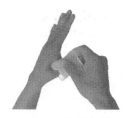

图 3-9　角刮合谷

（2）后头痛

取穴

后顶至脑户、天柱，昆仑。

操作方法

先刮后顶至脑户、天柱（图3-10），再刮昆仑。

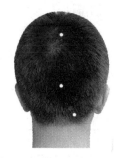

图 3-10　刮后顶至脑户、天柱

（3）头顶痛

取穴

百会。

操作方法

以百会为中心向四周刮拭（图3-11）。

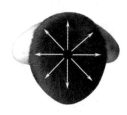

图 3-11　头顶痛刮痧

（4）偏头痛

取穴

侧头部，丝竹空至和髎，侠溪至足临泣。

刮痧疗法治百病

自头维及鬓角处开始，从前向后成弧形沿耳部，经过耳尖、耳后刮至风池及后发际，左右各30次（图3-12）。再刮丝竹空至和髎，最后刮侠溪至足临泣。

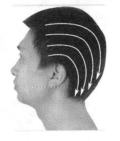

图3-12　偏头痛刮痧

【注意事项】

保证充足的睡眠，戒烟酒，忌辛辣及巧克力、咖啡、可可、浓茶等。

咳嗽

【概述】

　　咳嗽是人体的一种保护性呼吸反射动作。通过咳嗽能有效清除呼吸道内的分泌物或进入气道内的异物。如长期、频繁、剧烈咳嗽影响到工作、休息，甚至引起呼吸肌疼痛，则属病理现象。咳嗽常伴有咳痰，咳嗽可见于多种呼吸道疾病、胸膜疾病、心血管疾病等。

【刮痧治疗】

取穴　　大杼至肺俞，列缺至尺泽，中府。

先刮大杼至肺俞（图
3-13），再刮列缺至尺泽
（图3-14），最后刮中府
（图3-15）。

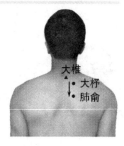

图3-13　刮大杼到肺俞

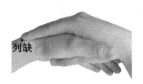

图3-14　刮列缺

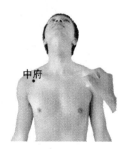

图3-15　刮中府

【注意事项】

加强锻炼，多进行户外活动，提高机体抗病能力；气候变化时
应及时增减衣服，防止过冷或过热；经常开窗通气，保持室内空气
新鲜。

咽喉肿痛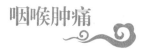

【概述】

咽喉肿痛是口咽和喉咽部病变的常见症状。常见咽喉部红肿疼

痛、吞咽不适或吞咽困难，常伴咳嗽、头痛等。咽喉肿痛可见于多种疾病，如感冒、急性扁桃体炎、急性咽炎和单纯性喉炎、扁桃体周围脓肿等。

【刮痧治疗】

 取穴　天突、合谷、尺泽、商阳、少商、内庭。

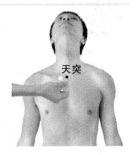
图3-16　刮天突

操作方法　先刮天突（图3-16），再刮尺泽、合谷、商阳、少商，最后刮内庭。

【注意事项】

忌烟、酒以及辛辣刺激性食物。

恶心、呕吐

【概述】

　　恶心、呕吐是临床常见症状。恶心常为呕吐的前驱感觉，也可单独出现，表现为上腹部特殊不适感，紧迫欲吐的感觉，常伴有皮肤苍白、头晕、流涎、脉缓、血压降低等症状。呕吐是指胃内容物或一部分小肠内容物通过食管、口腔排出体外的现象。恶心、呕吐均是复杂的反射动作，可将有害物质从胃排出而起保护作用，但持久而剧烈的恶心、呕吐可引起机体水电解质紊乱。恶心、呕吐可见于多种疾病，如急慢性胃炎、贲门痉挛、幽门痉挛、胃扩张、胰腺炎、胆囊炎、胃神经官能症等。

【刮痧治疗】

取穴　　膈俞至胃俞，膻中至中脘，足三里，内关。

操作方法　　先刮膈俞至胃俞，再刮膻中至中脘（图3-17），最后刮足三里（图3-18）、内关（图3-19）。

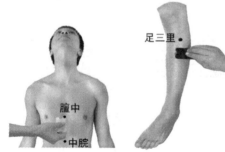
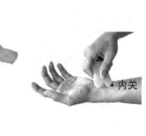

图3-17　刮膻中到中脘　　　图3-18　刮足三里　　　图3-19　刮内关

【注意事项】

　　刮痧术前嘱患者不要进食，饮用少量温水即可，术中要观察患者是否有呕吐反应，若有呕吐应立即停止刮痧。患者避免进食不洁食物，不可暴饮暴食，忌食生冷辛辣之品。

腹痛

【概述】

　　腹痛是临床极常见的症状，也往往是患者就诊的重要原因。腹痛可由各种腹腔内外脏器的疾病引起。按腹痛起病缓急、病程长短可分为急性与慢性两类。腹痛的病因复杂，包括炎症、肿瘤、出血、梗阻、穿孔、创伤及功能障碍等。腹痛病变的性质可为器质性，也可为功能性。

【刮痧治疗】

 取穴　脾俞至大肠俞，中脘、天枢，关元至气海，足三里。

 操作方法　先刮脾俞至大肠俞（图3-20），再刮中脘、天枢，关元至气海（图3-21），最后刮足三里（图3-22）。

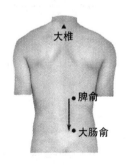 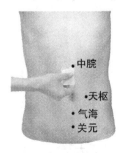 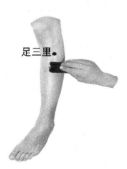

图3-20　刮脾俞到大肠俞　　图3-21　刮中脘、气海、关元、天枢　　图3-22　刮足三里

【注意事项】

患者平时应节制饮食，宜进食易消化食物，忌食肥甘厚味和醇酒辛辣；适寒温，保持心情舒畅。当腹痛较为严重时，应结合其他疗法进行综合治疗。

腹泻

【概述】

腹泻是指排便次数增多，粪质稀薄，水分增加，或带有未消化食物及脓血、黏液。腹泻常伴有排便急迫感、肛门不适、失禁等症状。腹泻分急性和慢性两类。急性腹泻发病急剧，病程在2～3周之内。慢性腹泻指病程在2个月以上。引起腹泻的疾病很多，以消化系统疾病最为常见，也可由全身性疾病如内分泌疾病神经功能紊乱等引起。

【刮痧治疗】

脾俞至大肠俞，中脘至气海，足三里至上巨虚，阴陵泉。

先刮脾俞至大肠俞（图3-23），再刮中脘至气海（图3-24），最后刮足三里至上巨虚（图3-25），阴陵泉（图3-26）。

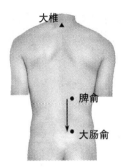

图 3-23 刮脾俞到大肠俞

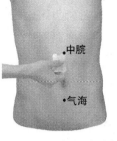

图 3-24 刮中脘、气海

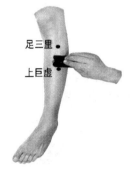

图 3-25 刮足三里、上巨虚

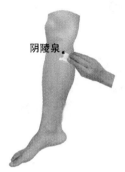

图 3-26 刮阴陵泉

【注意事项】

　　注意饮食卫生，增强体质，平时应加强户外活动，提高对自然环境的适应能力。

自汗、盗汗

【概述】

　　自汗、盗汗是指以汗液外泄失常为主要临床表现的一种病症。

其中，不因外界环境因素的影响，而在醒觉状态下出汗称为"自汗"；在睡眠中出汗，醒后汗自停的现象称为"盗汗"。自汗、盗汗作为症状，既可单独出现，亦常伴见于其他疾病过程中，如见于甲状腺功能亢进、自主神经功能紊乱、风湿热、结核病等疾病。

【刮痧治疗】

取穴　大椎、心俞、膈俞、膏肓、肾俞、孔最、复溜、阴郄。

操作方法　先刮大椎、心俞、膈俞、膏肓、肾俞（图3-27），再刮孔最、阴郄（图3-28），最后刮复溜。

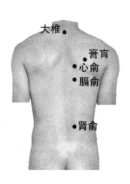

图3-27　刮大椎、心俞、膈俞、膏肓、肾俞

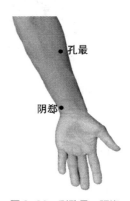

图3-28　刮孔最、阴郄

【注意事项】

患者应加强必要的体育锻炼，养成有规律的生活习惯，注意劳逸结合。禁食辛辣动火食物。

第四章

内科疾病刮痧疗法

高血压病

【概述】

高血压病是以体循环动脉血压增高为主要表现的慢性疾病，常引起心、脑、肾等重要器官的病变并出现相应的后果。临床上凡收缩压等于或高于140mmHg，舒张压等于或高于90mmHg，具有二者之一项者即可诊断为高血压。高血压病的最初症状多为疲乏，时有头晕，记忆力减退，休息后可缓解。血压明显升高时，可出现头晕加重，头痛甚至恶心、呕吐。尤其在劳累或情绪激动等引起血压迅速升高时，症状明显。但是部分患者即使血压很高也无明显症状，需引起重视。高血压病是最常见的心血管疾病，也是迄今心血管疾病死亡的主要原因之一。依据血压水平可分为1期、2期、3期。

第一期：血压达到确诊高血压水平（成人收缩压160mmHg或以上，或舒张压95mmHg以上），临床无心、脑、肾并发症表现。

第二期：血压达到确诊高血压水平，并有下列各项中一项者：①X线、心电图或超声检查见有左心室肥大；②眼底检查见有眼底动脉普遍或局部变窄；③蛋血尿和（或）血浆肌酐浓度轻度升高。

第三期：血压达到确诊高血压水平，并有下列各项中一项者：①脑血管意外或高血压脑病；②左心衰竭；③肾功能衰竭；④眼底出血或渗出。

【临床表现】

本病按起病缓急和病程进展，可分为缓进型和急进型，以缓进型多见。

1. 缓进型　起病缓慢，主要表现为头晕、头痛。早期多无症状，偶尔体检时发现血压增高，或在精神紧张，情绪激动或劳累后感头晕、头痛、眼花、耳鸣、失眠、乏力、注意力不集中等症状，可能系高级精神功能失调所致。早期血压仅暂时升高，随病程进展血压持续升高，脏器受累。

2．急进型　多急骤起病，血压急骤升高，伴有剧烈头痛、视力障碍、恶心、呕吐、抽搐、昏迷、一过性偏瘫、失语等。

3．高血压病的特殊临床表现

（1）高血压脑病因血压骤升、脑血管痉挛、颅内压增高出现剧烈头痛、眩晕、眼花、肢体麻木、精神错乱、恶心、呕吐、抽搐甚至昏迷，或暂时性偏瘫，半身感觉障碍，失语。

（2）高血压危象：因全身细小动脉暂时性强烈痉挛，导致血压急剧升高，出现剧烈头痛，耳鸣眼花、恶心、呕吐、心悸，暂时性失眠，甚至出现肺水肿、心绞痛。

【刮痧治疗】

 取穴　　　百会至风府、风池，肝俞、肾俞、足三里、太冲、涌泉。

操作方法　　　先刮百会至风府、风池（图4-1），再刮肝俞、肾俞（图4-2），最后刮足三里、太冲（图4-3）、涌泉。

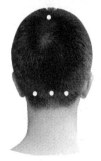

图4-1　刮百会到风府、风池

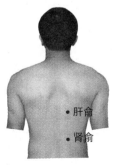

图4-2　刮肝俞、肾俞

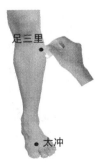

图4-3　刮足三里、太冲

（1）头痛、眩晕是高血压病的常见症状，对头痛眩晕患者应常规检测其血压，刮痧法适用于第一期、第二期级高血压患者，若达到第三期，应及时服用降压药进行治疗。

（2）饮食宜清淡忌辛辣，戒烟酒并控制过度肥胖。

（3）高血压发病与中枢神经功能紊乱有关，应注意劳逸结合。

（4）高血压病患者宜保持心情愉悦，要防止情绪激动，精神兴奋紧张，以免发生脑血管、心血管意外。

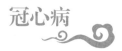

冠心病

【概述】

冠心病是冠状动脉粥样硬化性心脏病的简称，是一种常见的心脏病，是指因冠状动脉狭窄、供血不足而引起的心肌功能障碍和（或）器质性病变，故又称缺血性心肌病。冠心病是多种冠状动脉病的结果，但冠状动脉粥样硬化占冠状动脉性心脏病的绝大多数。本病的发生与冠状动脉粥样硬化狭窄的程度和支数有密切关系，但少数年轻患者冠状动脉粥样硬化虽不严重，甚至没有发生粥样硬化，也可以发病。也有一些老年人冠状动脉粥样硬化性狭窄虽较严重，并不一定都有胸痛、心悸等冠心病临床表现。因此，冠心病的发病机制十分复杂，总的来看，以器质性多见，冠状动脉痉挛也多发生于有粥样硬化的冠状动脉。冠心病症状表现为心前区压榨样疼痛，并可迁延至颈、颌、手臂、后背及胃部。冠状动脉性心脏病发作的其他可能症状有眩晕、气促、出汗、寒战、恶心及昏厥。严重患者可能因为心力衰竭而死亡。

【临床表现】

主要症状为心前区发作性憋闷，疼痛，疼痛性质为隐痛、胀痛、刺痛、绞痛、灼痛，可放射至肩背、前臂、咽喉、上腹部，甚至可达中指、小指，多伴心悸、气短、濒死感、活动后加重等。

【刮痧治疗】

取穴

大椎、膏肓、神堂、心俞、内关、郄门。

操作方法

先刮大椎、膏肓、神堂、心俞（图4-4），再刮郄门、内关（图4-5）。

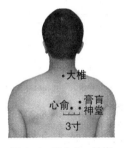

图4-4　刮心俞、神堂

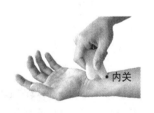

图4-5　刮内关

【注意事项】

（1）应定期检查，注意病情变化。如心绞痛急性发作，应就地休息，服药治疗。如冠心苏合香丸、麝香保心丸、速效救心丸；或含化异山梨酯、硝苯地平、硝酸甘油片；必要时吸氧，心情紧张者服地西泮辅助治疗。

（2）平素生活要有规律。适当的体育锻炼不但能预防肥胖，改善心肺功能，增强应变能力，还能减少高脂血症、糖尿病、高血压、高黏血症和血栓形成的发生。锻炼的方式因人而异，一般以太极拳、散步、气功操为宜。

（3）合理的饮食、良好的卫生习惯对防止冠心病的发生和进展有重要作用。以素食、青菜、水果为主要饮食，将会减低血胆固醇、脂蛋白的升高。菜油、花生油、玉米油有助于降低血中胆固醇，应增加食用。养成良好的大便习惯，保持大便通畅；洗澡水宜温不宜热。

心律失常

【概述】

心律失常指心律起源部位、心搏频率与节律以及冲动传导等的异常，患者自觉心悸、心慌，甚则不能自主的一种疾病。心律失常可见于多种器质性心脏病或单纯性功能障碍。正常心律起源于窦房结，成人正常心率为60～100次/分，比较规则。常见的心律失常有窦性心动过速、窦性心动过缓、心律不齐、病态窦房结综合征、房室传导阻滞等。本病属中医学"心悸""惊悸"的范畴。

【临床表现】

症状见自觉心慌不安，心跳剧烈，神情紧张感，不能自主，心烦，心跳或快或慢，呈阵发性或持续不止，或伴有气短、倦怠、眩晕、失眠、健忘、呼吸急促等。

取穴

大椎至至阳，心俞至胆俞，神门、内关。

操作
方法

先刮大椎至至阳、心俞至胆俞（图4-6），再刮内关（图4-7）、神门（图4-8）。心惊胆怯加刮间使（图4-9）、胆俞；气短乏力加刮膈俞、脾俞（图4-10）、足三里（图4-11）；面赤腰膝酸软加刮肾俞、太溪（图4-12）、涌泉、劳宫。

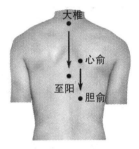

图 4-6　刮大椎至至阳、心俞至胆俞

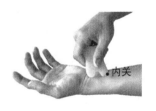

图 4-7　刮内关

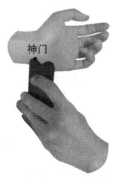

图 4-8　神门

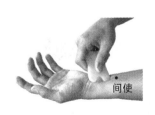

图 4-9　刮间使

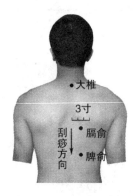

图4-10 刮膈俞、脾俞

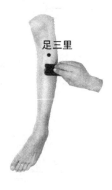

图4-11 刮足三里

【注意事项】

（1）日常生活中注意调节情志，劳逸结合，多参加户外活动。

（2）饮食有节，进食营养丰富易消化的食物，忌过饥、过饱、生冷辛辣、烟酒、咖啡、浓茶，宜低脂、清淡饮食。

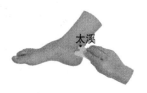

图4-12 刮太溪

（3）起居有规律，不要过度熬夜，保持充足的睡眠。

低血压

【概述】

低血压，是指动脉血压的收缩压低于90mmHg和（或）舒张压低于60mmHg。低血压分急性低血压和慢性高血压。急性低血压多见于急症危症，如大出血、休克、中风等，可表现为休克和晕厥。

慢性低血压多见于情绪不稳、体质瘦弱的老人，女性和自主神经调节功能差的体弱之人以及使用某些药物所引起。刮痧治疗主要针对慢性低血压，即血压长期偏低者。

【临床表现】

急性低血压主要表现为晕厥与休克。慢性低血压见面色萎黄、消瘦、头痛、眩晕、耳鸣、心慌、乏力、气短、脸色苍白、手足发凉、自汗、健忘等症，严重者可见视力、听力下降、四肢冷、心悸、呼吸困难、共济失调、发音含糊、经常跌倒出现骨折，甚至昏厥。

【刮痧治疗】

取穴

百会、厥阴俞至膈俞、膻中至中脘、气海至关元、足三里、三阴交。

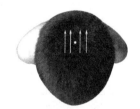

图4-13　刮百会

操作方法

先刮百会（图4-13），再刮厥阴俞至膈俞，然后刮膻中至中脘（图4-14）、气海至关元（图4-15），最后刮足三里（图4-16）、三阴交（图4-17）。

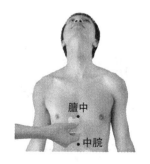

膻中

中脘

图4-14　刮膻中至中脘

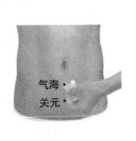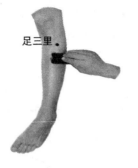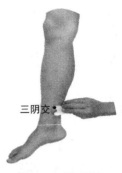

| 图4-15 刮气海至关元 | 图4-16 刮足三里 | 图4-17 刮三阴交 |

【注意事项】

（1）忌烟酒。

（2）避免过度疲劳。

（3）调整睡眠方式，将床头抬高20～30厘米。

（4）晨起动作要缓，肢体屈伸动作不要过快，提举重物或排便后起立动作都要慢些。

（5）洗澡水温不宜过热、过冷。

（6）对有下肢血管曲张的老人尤宜穿有弹性的袜子、紧身裤，以加强静脉回流。

（7）对于急性失血引起的低血压，须立即抢救，补充循环血量，挽救生命。

高脂血症

【概述】

高脂血症是指由于脂肪代谢或运转异常使血浆中一种或几种脂质高于正常。高脂血症是临床常见病之一，多见于中老年人。可表现为高胆固醇血症、高甘油三酯血症或两者兼有。高脂血症可分为原发性和继发性两类。原发性高脂血症与先天和遗传有关，是由于基因缺陷导致脂蛋白代谢异常。继发性高脂血症多继发于糖尿病、高血压病、甲状腺功能低下、肥胖等疾病，或因烟酒、饮食不当、体力活动过少、精神紧张、口服避孕药等因素所致。本病属中医学"痰证""胸痹""眩晕"的范畴。

【临床表现】

多数高脂血症患者无明显不适症状，大多是体检或做检查时发现。部分患者可有头痛、眩晕、目干、心烦胸闷等症状。

【刮痧治疗】

　取穴

曲池、足三里、丰隆、三阴交、阴陵泉。

　操作方法

先刮曲池（图4-18），再刮阴陵泉、三阴交（图4-19）、足三里、丰隆（图4-20）。

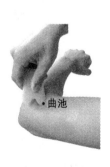

图4-18　刮曲池

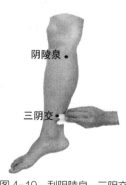

图4-19　刮阴陵泉、三阴交

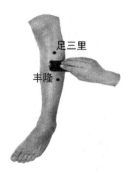

图4-20　刮足三里、丰隆

　　（1）戒烟酒，宜低脂低糖饮食，忌食或少食动物油、蛋黄、动物内脏、鱼子和脑等，多食水果、蔬菜、豆制品、瘦肉等。
　　（2）加强体育锻炼，保持正常体重。

糖尿病

【概述】

　　糖尿病是由多种病因引起的以慢性高血糖为特征的代谢紊乱。临床上以高血糖为主要特点，常见症状为多尿、多饮、多食、消瘦等表现，即"三多一少"症状。糖尿病是最常见的慢性病之一，随着人们生活水平的提高，人口老龄化以及肥胖发生率的增加，糖尿病的发病率呈逐年上升趋势。本病属中医学"消渴"的范畴。

【临床表现】

　　本病初起，有的患者可无明显症状，但化验见血糖、尿糖升高。临床典型症状是"三多一少"，即多尿、多饮、多食、消瘦。常伴见疲乏、虚弱无力、四肢酸痛、麻木、腰痛，性欲减退、阳痿不育，月经失调，便秘，视力障碍等。

【刮痧治疗】

取穴

　　肝俞至肾俞，魂门至志室，血海、尺泽、曲池、足三里、太溪。

操作
方法

　　先刮肝俞至肾俞、魂门至志室（图4-21），再刮尺泽、曲池（图4-22），最后刮血海（图4-23）、足三里、太溪（图4-24）。

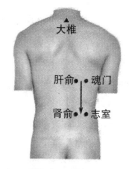

图4-21　刮肝俞至肾俞、魂门至志室

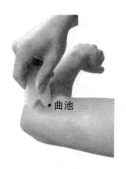

图4-22　刮曲池

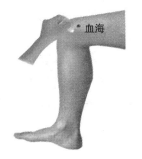

图4-23　刮血海

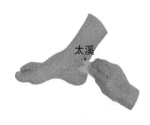

图4-24　刮太溪

【注意事项】

　　一旦确诊为糖尿病，则需综合治疗。对于急性感染、酮症酸中毒、高渗性昏迷等危急重症应积极予以急救措施进行救治。

　　刮痧可改善症状，降低对降糖药物的耐受。平时患者应注意配合饮食治疗、体育锻炼，随时监测血糖。

甲状腺功能减退症

【概述】

甲状腺功能减退症简称甲减，又称黏液性水肿，是由多种原因引起的甲状腺激素合成、分泌或生物效应不足所致的一种内分泌疾病。按起病年龄可分为三型，起病于胎儿或新生者，称呆小病；起病于儿童者，称幼年型甲减；起病于成年者为成年型甲减。病情严重时各型均可表现为黏液性水肿。

【临床表现】

因病情严重程度不一，有些患者无临床症状，极少数患者出现黏液性水肿昏迷。常见症状有面部、胫前、手、足的非凹陷性水肿，皮肤增厚、粗糙、干燥，头发干、粗、脆、生长缓慢，头发、眉毛及四肢毛发脱落，指（趾）甲生长缓慢、增厚、易脆，心率减慢，畏冷，舌大，食欲通常减退，但大多数患者体重增加，恶心呕吐，腹胀，便秘，疲乏无力，缺乏活力，焦虑，抑郁，反应迟钝，语速减慢，记忆力下降，动作迟缓，淡漠，嗜睡等。

【刮痧治疗】

取穴　脾俞、肾俞、中脘、气海、关元、足三里。

操作方法　先刮脾俞、肾俞（图4-25），再刮中脘、气海、关元（图4-26），最后刮足三里（图4-27）。

【注意事项】

（1）对缺碘地区进行人群普查，早发现早治疗。

（2）多食含碘量高的食物，尽量食用加碘食盐。

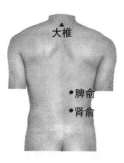 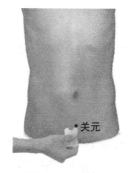 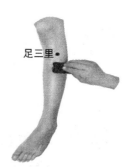

图4-25 刮脾俞、肾俞　　　图4-26 刮关元　　　图4-27 刮足三里

甲状腺功能亢进症

【概述】

甲状腺功能亢进症简称甲亢，是由多种原因引起的甲状腺激素分泌过多所致的一种常见的内分泌疾病。按其病因不同可分为多种类型，其中最常见的是弥漫性甲状腺肿伴甲亢，约占全部甲亢病的90%，男女均可发病，但以中青年女性多见。男女比例为（1∶4）～（1∶6）。本病属中医学"消渴"范畴。

【临床表现】

临床主要表现为甲状腺肿大（颈部肿大）、眼球突出、心慌、心动过速、怕热、多汗、食欲亢进、消瘦、体重下降、疲乏无力及情绪易激动、性情急躁、失眠、思想不集中、手舌颤抖。女性可有月经失调甚至闭经，男性可有阳痿或乳房发育等。

【刮痧治疗】

夹脊（胸椎3~5）、天突、气舍、期门、神门、太渊、内关、间使、足三里。

先刮夹脊（图4-28）（胸椎3~5），再刮天突（图4-29）、气舍、期门（图4-30），最后刮神门、太渊、内关、间使、足三里。

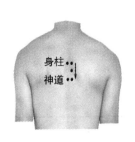

图4-28　刮夹脊穴

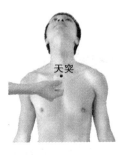

图4-29　刮天突

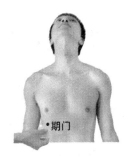

图4-30　刮期门

【注意事项】

甲亢患者饮食宜高热量、高蛋白、富含维生素的食物；忌食海带、海鱼等含碘量高的食物，忌烟酒及辛辣食品。

慢性肺源性心脏病

【概述】

慢性肺源性心脏病是指慢性肺胸疾病或肺血管慢性病变，逐渐引起肺循环阻力增加、肺动脉高压，进而造成右心室肥大，最后发生心力衰竭的一类心脏病。本病是临床常见病，多发病。患病年龄多在40岁以上，随年龄增长而患病率增高。寒冷地区、高原地区、农村患病率高。其原发病以慢性支气管炎、肺气肿最常见。急性发作以冬春季多见。常因呼吸道感染而诱发肺、心功能不全，病死率较高。本病属中医学"咳喘""痰饮""心悸""水肿"的范畴。

【临床表现】

本病病程进展缓慢，患者多见慢性咳嗽、咳痰或哮喘，逐步出现乏力、呼吸困难、发绀、心悸胸闷等、气喘、上腹胀痛、食欲不振、恶心甚至呕吐、水肿、尿少等症，病情严重者可发生休克。

【刮痧治疗】

肺俞、厥阴俞、心俞、肾俞、膻中、气海、关元、曲泽、内关及前臂内侧、三阴交。

先刮肺俞、厥阴俞、心俞、肾俞（图4-31），再刮膻中（图4-32）、气海、关元（图4-33），然后刮曲泽、内关及前臂内侧（图4-34），最后刮三阴交（图4-35）。

（1）平时生活要有规律，起居有常，注意保暖。

（2）饮食宜清淡，以易消化的高蛋白、高热量、高维生素食物为主，忌烟酒。

（3）要适当参加锻炼，提高自身防御疾病的能力。

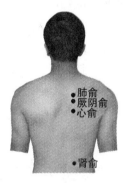

图 4-31　刮背俞穴

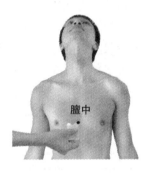

图 4-32　刮膻中

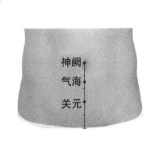

图 4-33　刮气海、关元

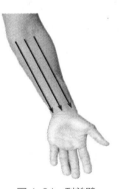

图 4-34　刮前臂

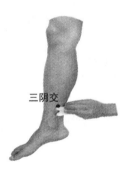

图 4-35　刮三阴交

支气管炎

【概述】

支气管炎分为急性支气管炎和慢性支气管炎。急性支气管炎是由于感染、物理、化学刺激等因素引起的支气管黏膜的急性炎症，是婴幼儿时期的常见病、多发病，往往继发于上呼吸道感染之后，也常为肺炎的早期表现。临床以咳嗽伴有（或不伴有）支气管分泌物增多为特征。慢性支气管炎是指气管、支气管黏膜及其周围组织的慢性非特异性炎症，临床上以长期咳嗽、咳痰或伴有喘息及反复发作为特征。

【临床表现】

急慢性支气管炎临床均以咳嗽为主要症状，常伴咳痰，呼吸困难、喘鸣（呼吸短促）、发热、胸部疼痛，有时疲劳乏力。若黏液分泌物在较大支气管时，可有粗糙的干性啰音，咳痰后可消失。水样分泌物积留在小支气管时，则在肺底部听到湿性啰音，有时可闻及哮鸣音。急性支气管炎发病急骤，病程短。慢性支气管炎发病缓慢，病程长，每年发作持续3个月，连续2年或以上，并能排除心、肺其他疾患而反复发作，可诊断为慢性支气管炎。

【刮痧治疗】

 取穴　　大杼至肺俞、列缺、尺泽、中府。

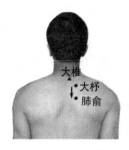

先刮大杼至肺俞（图4-36），再刮尺泽至列缺（图4-37），最后刮中府（图4-38）。痰多加刮足三里、丰隆、鱼际、阴陵泉；胸痛加刮天突至膻中（图4-39）；胁痛加刮支沟（图4-40）；咽喉干痒加刮照海；痰中带血加刮孔最。

刮痧
疗法治百病

130

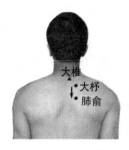

图4-36　刮大杼到肺俞

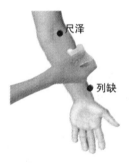

图4-37　刮尺泽至列缺

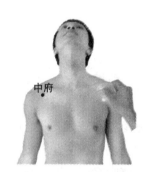

图4-38　刮中府

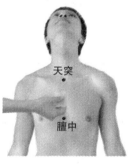

图4-39　刮天突至膻中

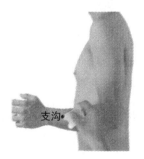

图4-40　刮支沟

【注意事项】

（1）对急性支气管炎初起，病程短者，使用刮痧板的薄缘在所选穴位刮动，用力稍大。对慢性支气管炎病程长者，使用刮痧板的厚缘在所选穴位刮动，用力稍小。

（2）慢性支气管炎发病应积极控制感染、促使排痰。

（3）保持良好的家庭环境卫生，保持室内空气流通，戒烟，注意保暖。

（4）加强体育锻炼，增强体质，在气候变化和寒冷季节，注意保暖，预防感冒。

肺炎

【概述】

肺炎是指终末气道，肺泡和肺间质的炎症。肺炎链球菌肺炎一般四季可见，但以冬春寒冷季节及气候骤变时发病居多。本病最常见于儿童和老人，患有免疫力缺乏症或机体免疫功能低下的人群。本病属中医学"咳嗽""肺闭""风温""冬温"的范畴。

【临床表现】

起病前常有受凉淋雨、疲劳、上呼吸道感染的病史，起病多急骤，体温迅速上升至39℃~40℃，胸痛，咳嗽，呼吸困难及咳痰。常伴见恶心、呕吐、周身不适和肌肉疼痛等症状。咳嗽一开始可能无痰，但一般逐渐变成带脓性，血丝或"铁锈"痰液。

【刮痧治疗】

 取穴　大椎、肺俞、身柱、大杼、膻中、曲泽、尺泽。

 操作方法

先刮大椎、大杼、肺俞、身柱（图4-41），再刮膻中（图4-42），最后刮曲池（图4-43）、尺泽。可配以三棱针点刺少商、中冲穴，各放血1～2滴，或点刺十宣放血。

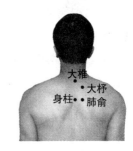

图4-41　刮大椎、大杼、肺俞、身柱

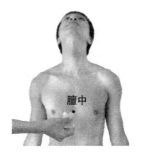

图4-42　刮膻中

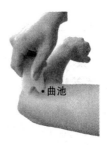

图4-43　刮曲池

【注意事项】

（1）肺炎患者应接受抗生素治疗。刮痧疗法为配合治疗。

（2）加强体育锻炼，增强体质，提高自身的免疫力，易感及免疫力低下者可接种疫苗。

支气管哮喘

【概述】

支气管哮喘，简称哮喘，是由多种细胞特别是肥大细胞、嗜酸性粒细胞和T淋巴细胞参与的慢性气道炎症。临床上表现为反复发作的喘息、气促、胸闷或咳嗽等症状，多在夜间或凌晨发作、加剧，常伴有广泛而多变的呼气流速受限，多数患者可自行缓解或经治疗缓解。支气管哮喘发病率和死亡率仍在逐年上升，成为严重威胁人们健康的主要慢性疾病。

【临床表现】

症状有咳嗽、喘息、呼吸困难、胸闷、咳痰等。严重者可被迫采取坐位或呈端坐呼吸，干咳或咯大量白色泡沫痰，甚至出现发绀等。哮喘症状可在数分钟内发作，经数小时至数天，用药或自行缓解。早期或轻症的患者多数以发作性咳嗽和胸闷为主要表现。

哮喘的发病特征是：①发作性，当遇到诱发因素时呈发作性加重；②时间节律性，常在夜间及凌晨发作或加重；③季节性，常在秋冬季节发作或加重；④可逆性，平喘药通常能够缓解症状，可有明显的缓解期。成人及小儿均可发病。

【刮痧治疗】

取穴　定喘、风门至肺俞、脾俞至肾俞、太渊、足三里。

先刮背部定喘、风门至肺俞、脾俞至肾俞（图4-44），再刮前臂部太渊（图4-45），最后刮下肢部足三里（图4-46）。

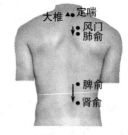

图 4-44　刮定喘、风门至肺俞、脾俞至肾俞

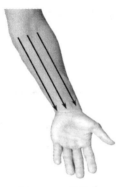

图 4-45　刮前臂

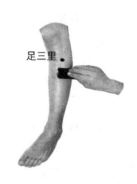

图 4-46　刮足三里

【注意事项】

（1）哮喘属顽疾，疗程较长，需坚持治疗方可收效。若配合灸法，穴位敷贴等治疗，效果更佳。

（2）发作严重或哮喘持续状态应配合药物治疗。

（3）减少室内其他产生异体蛋白的来源，室内要避免潮湿、阴暗，减少霉菌的滋生，避免种植一些有花植物，特别是当春季花粉飘扬高峰季节宜关闭门窗。室内不要喂养各种宠物。

（4）忌食海腥油腻及辛辣食物，如黄鱼、带鱼、虾、蟹、肥肉、辣椒、咖喱、胡椒、蒜、葱、韭菜等。

（5）戒烟、酒。

胃炎

【概述】

胃炎是指任何病因引起的胃黏膜炎症。按临床发病缓急，一般可分为急性胃炎和慢性胃炎。急性胃炎是指各种原因所致的急性胃黏膜炎性变化，是一种自限性疾病。慢性胃炎是指由于不同病因引起的胃黏膜慢性炎症或萎缩性病变。急性胃炎表现为贲门和胃体部黏膜的中性粒细胞浸润。慢性胃炎常有一定程度的萎缩（黏膜丧失功能）和化生，常累及贲门，伴有G细胞丧失和胃泌素分泌减少，也可累及胃体，伴有泌酸腺的丧失，导致胃酸、胃蛋白酶和内源性因子的减少。

【临床表现】

急性胃炎发病急骤，轻者仅有食欲不振、腹痛、恶心、呕吐；严重者可出现呕血、黑便、脱水、电解质及酸碱平衡紊乱，有细菌感染者常伴有全身中毒症状。

慢性胃炎缺乏特异性症状，症状的轻重与胃黏膜的病变程度并非一致。大多数患者常无明显症状或有不同程度的消化不良症状，如上腹隐痛、食欲减退、餐后饱胀、反酸等。

【刮痧治疗】

取穴　　上脘至中脘、足三里、内关、梁丘、梁门。

先刮上脘至中脘
（图4-44），再刮内关
（图4-45）、梁丘、梁
门，最后刮下肢部足三
里（图4-46）。

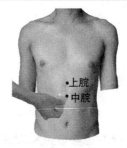

•上脘
•中脘

图4-47 刮上脘至中脘

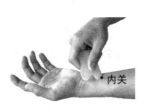

•内关

图4-48 刮内关

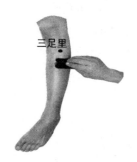

三足里

图4-49 刮足三里

【注意事项】

（1）刮痧术前少量进食，重视精神与饮食方面的调摄，保持心情愉悦，饮食忌暴饮暴食，或饥饱无常，忌烟酒辛辣之品，忌不洁饮食，应以少食多餐，清淡易消化为原则。

（2）对于急性糜烂性胃炎出现消化道出血患者，应注意结合西医等综合疗法治疗，病情急剧者予以急救措施。对于慢性胃炎中的异型增生是胃癌的癌前病变，应予高度重视。

胃下垂

【概述】

胃下垂指胃的位置低于正常以下。主要由于胃膈韧带和胃肝韧带无力或腹壁肌肉松弛所致。本病常表现为站立时胃下缘达盆腔胃小弯切迹低于髂嵴连线以下，多见于女性或瘦长体型者。胃下垂是一种功能性疾病，乃由于胃平滑肌或韧带松弛所致。本病属中医学"胃缓"范畴。

【临床表现】

轻度胃下垂者一般无症状，下垂明显者有上腹不适，腹胀，以饭后明显，伴恶心、嗳气、厌食、便秘等，有时腹部有深部隐痛感，常于餐后、站立及劳累后加重，平卧时减轻。长期胃下垂者常有消瘦、乏力、站立性昏厥、低血压、心悸、失眠、多梦、头痛等症状。

【刮痧治疗】

取穴　脾俞至肾俞、上脘至下脘、关元、足三里、百会。

操作方法　先刮百会（图4-50），再刮脾俞至肾俞（图4-51），然后刮上脘至下脘、关元（图4-52），最后刮足三里。

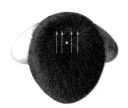

图4-50　刮百会

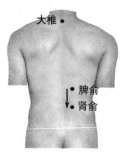

图4-51 刮脾俞到肾俞

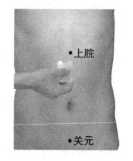

图4-52 刮上脘至关元

【注意事项】

本病的治疗应结合体育锻炼，特别是腹肌张力的练习。在饮食上宜选择营养丰富、易消化的食物，少吃多餐，食后应平卧休息半小时，有利于提高治疗效果，切勿暴饮暴食，戒烟酒，禁肥甘、辛辣刺激之品。不要参加重体力劳动和剧烈活动。

胃食管反流病

【概述】

胃食管反流病是指过多胃、十二指肠内容物反流入食管引起烧心等症状，并可导致食管炎和咽、喉、气道等食管以外的组织损害。

【临床表现】

（1）烧心感或疼痛为本病最常见症状。烧心是指胸骨后或剑突下烧灼感。症状多在食后1小时左右发生，疼痛可放射到肩胛区、颈、耳或上臂；或在身体前屈、仰卧或侧卧、剧烈运动时诱发；直立位症状可消失。过热、过酸食物可使症状加重。

（2）反酸每于餐后、躯干前屈或夜间卧床睡觉时，有酸性液体或食物从胃、食管反流到咽部或口腔。此症状多在胸骨下烧灼感或烧心发生前出现。

（3）吞咽困难部分患者有吞咽困难，可能是由于食管炎引起继发性食管痉挛，症状呈间歇性；少数患者吞咽困难是由于食管瘢痕形成狭窄。吞咽困难会持续加重并伴疼痛。

【刮痧治疗】

取穴　脾俞、胃俞、中脘、天枢、内关、足三里。

操作方法　先刮脾俞、胃俞（图4-53），再刮中脘、天枢（图4-54），然后刮内关（图4-55），最后刮足三里（图4-56）。

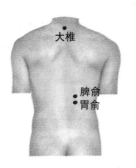

图4-53　刮脾俞、胃俞

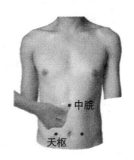

图4-54　刮中脘、天枢

【注意事项】

（1）抬高床头，餐后3小时避免卧床可以减少胃酸反流至食管。

（2）减少脂肪摄入，忌辛辣刺激食物，宜少食多餐，少食酸性饮料和甜食，如柠檬汁、巧克力等。

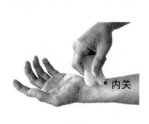

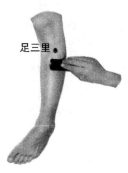

图4-55 刮内关　　　　　　　　　图4-56 刮足三里

消化性溃疡

【概述】

　　一般将胃溃疡和十二指肠溃疡合称为消化性溃疡，有时简称为溃疡。消化性溃疡的形成主要与原本消化食物的胃酸和胃蛋白酶对自身的胃壁和十二指肠壁的消化作用有关。本病属中医学"胃脘痛""心口痛"等范畴。

【临床表现】

　　（1）上腹痛为主要症状，可为钝痛、灼痛、胀痛或剧痛，也可仅为饥饿样不适感。胃溃疡患者疼痛多为进食后加重，十二指肠溃疡患者疼痛多为进食后缓解。

　　（2）可见其他胃肠道症状及全身症状如嗳气、反酸、胸骨后烧灼感、流涎、恶心、呕吐、便秘等。

　　（3）上消化道出血这是消化性溃疡最常见的并发症。最多见的表现为黑便，少数患者可以有呕血。呕血者往往伴有黑便，而黑便不一定伴有呕血。另外患者还可以有与出血有关的其他表现，如口渴、冷汗、手脚冰冷、头晕、昏厥、心悸、低血压等。出血量过大者可以危及生命。

【刮痧治疗】

取穴

大椎、膏肓、脾俞、胃俞、大杼、上脘至中脘、足三里。

操作方法

先刮大椎、大杼、膏肓、脾俞、胃俞（图4-57），再刮上脘至中脘（图4-58），最后刮足三里（图4-59）。

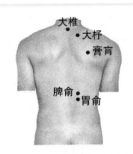

图4-57　刮大椎、大杼、膏肓、脾俞、胃俞

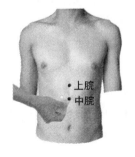

图4-58　刮上脘至中脘

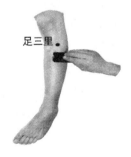

图4-59　刮足三里

【注意事项】

刮痧术前宜少量进食，保持心情愉悦，忌暴饮暴食，或饥饱无

常，应以少食多餐，清淡易消化为原则。

脂肪肝

【概述】

　　脂肪肝是指由于各种原因引起的肝细胞内脂肪堆积过多的病变。脂肪性肝病正严重威胁国人的健康，成为仅次于病毒性肝炎的第二大肝病，已被公认为隐蔽性肝硬化的常见原因。其临床表现轻者无症状，重者病情凶猛。一般而言，脂肪肝属可逆性疾病，早期诊断并及时治疗常可恢复正常。正常肝内脂肪占肝重的3%～4%，如果脂肪含量超过肝重的5%即为脂肪肝，严重者脂肪量可达40%～50%。脂肪肝的脂类主要是甘油三酯。

【临床表现】

　　轻度脂肪肝多无临床症状，易被忽视。约25%以上的脂肪肝患者临床上无症状，有的仅有疲乏感。中重度脂肪肝有类似慢性肝炎的表现，可有食欲不振、疲倦乏力、恶心、呕吐、体重减轻、肝区或右上腹隐痛等。肝脏轻度肿大可有触痛，质地稍韧、边缘钝、表面光滑，少数患者可有脾肿大和肝掌。当肝内脂肪沉积过多时，可使肝被膜膨胀、肝韧带牵拉，而引起右上腹剧烈疼痛或压痛、发热等。

【刮痧治疗】

取穴

　　肝俞、期门、京门、章门、足三里、三阴交、丰隆、阴陵泉。

操作方法

先刮肝俞（图4-60），再刮期门（图4-61）、章门、京门，最后刮阴陵泉、三阴交（图4-62）、足三里、丰隆（图4-63）。

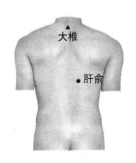

图4-60 刮肝俞

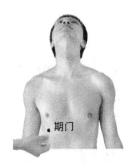

图4-61 刮期门

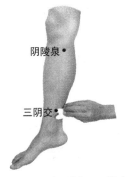

图4-62 刮阴陵泉、三阴交

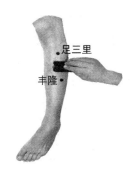

图4-63 刮足三里、丰隆

【注意事项】

（1）均衡合理膳食。

（2）坚持体育锻炼。

（3）避免滥用药物，减少肝脏代谢负担和损害。

（4）保持心情愉悦。

胆囊炎

【概述】

胆囊炎分急性和慢性两种，为临床常见病，尤以肥胖、多产、40岁左右的女性发病率较高。急性胆囊炎发病与胆汁淤滞和细菌感染密切相关。慢性胆囊炎是指胆囊的慢性炎症，引起慢性炎症最常见的原因是胆囊内有结石。一般来说，几乎所有胆囊内有结石的患者都有慢性胆囊炎。本病属中医学"胁痛""黄疸"等范畴。

【临床表现】

急性胆囊炎或慢性胆囊炎急性发作常见于患者在进油腻晚餐后半夜发病。主要症状为右上腹持续性疼痛、阵发性加剧，可向右肩背放射；常伴发热、恶心呕吐，但寒战少见，黄疸轻。慢性胆囊炎症状不典型，多数表现为厌油腻食物、上腹部闷胀、嗳气、胃部灼热等，有时因结石梗阻胆囊管，可呈急性发作，但当结石移动、梗阻解除，即迅速好转。

【刮痧治疗】

取穴

双侧胆囊穴、双侧肝俞至胃俞、上脘至中脘、右侧期门、章门，双侧太冲、右侧阳陵泉。

先刮双侧肝俞至胃俞（图4-64），再刮上脘至中脘（图4-65）、右侧期门（图4-66）、章门（图4-67），最后刮双侧太冲（图4-68）、右侧阳陵泉，点揉胆囊穴。

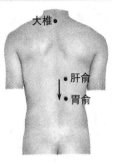

图 4-64　刮肝俞到胃俞

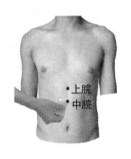

图 4-65　刮上脘到中脘

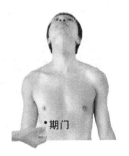

图 4-66　刮期门

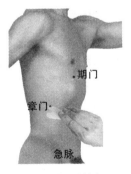

图 4-67　刮章门

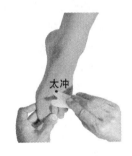

图 4-68　刮太冲

【注意事项】

（1）控制饮食，日常饮食宜低脂肪低胆固醇饮食，多吃蔬菜水果，少吃动物内脏、蛋黄等。胆囊炎急性发作期，应禁食脂肪类食物，不要饱餐，而应采用高碳水化合物流质饮食如稀饭等。

（2）对胆石症反复发作的患者可考虑手术治疗。

胆石症

【概述】

胆石症是指发生在胆囊或胆管的结石的疾病。主要是由于胆汁郁积，胆固醇代谢障碍及胆道感染所致。其临床表现取决于结石是否引起胆道感染、胆道梗阻以及梗死的部位及程度，依据结石形成部位可分为胆囊结石、胆管结石。胆石症是最常见的胆道疾病。本病属中医学"胁痛""黄疸"的范畴。

【临床表现】

胆石症发作期见上腹或右上腹剧烈绞痛，可放射至右肩背部，甚至可诱发心绞痛、发热、恶心、呕吐、腹胀和食欲下降、黄疸等。

胆石症慢性期（发作间歇期）临床症状多不典型，可见右上腹或上腹不同程度的隐痛或刺痛，进食油腻食物或劳累后症状加重。

【刮痧治疗】

取穴　　天宗、胆俞、中脘、背部阿是穴（压痛点）、足三里。

先刮天宗（图4-69）、胆俞（图4-70）及背部阿是穴（压痛点），再刮中脘（图4-71），最后刮足三里。

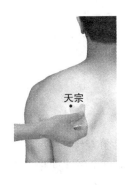

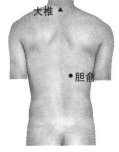

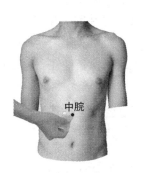

图4-69 刮天宗　　　　图4-70 刮胆俞　　　　图4-71 刮中脘

【注意事项】

（1）饮食宜清淡，忌酒，平时少吃高脂肪、高胆固醇的食物，如肥肉、动物内脏、蛋黄、鱼子等，发作期忌食油腻与辛辣之食品，饮食以少食多餐为宜。

（2）保持情志舒畅，使胆汁分泌正常，不易淤滞成为结石。

（3）胆道蛔虫患者，应积极驱虫。

急性胃肠炎

【概述】

急性胃肠炎是夏秋季的常见病、多发病，多由于细菌及病毒等感染所致。临床主要表现为上消化道症状及程度不等的腹泻和腹部不适，随后出现电解质和液体的丢失。急性胃肠炎可分为急性胃炎、急性肠炎、急性胃肠炎三型。急性胃炎表现为恶心、呕吐、上腹部疼痛不适等。急性肠炎表现为腹痛、腹泻一日数次或十数次，粪便为糊状或为黄色水样，可带有泡沫或少量黏液。急性胃肠炎则具有急性胃炎和肠炎两者的表现。有的患者可有发热、全身不适、过敏症状等，一般在2~5天内恢复。患者一般发病前有不洁饮食史，同食者往往一起发病。

【临床表现】

多数急性起病，开始表现为恶心、呕吐，继以腹泻，每日3~5次甚至数十次不等，大便多呈水样，深黄色或带绿色，恶臭，可伴有腹部绞痛、发热、全身酸痛等症状。

【刮痧治疗】

取穴　　脾俞至大肠俞、天枢、足三里至下巨虚、阴陵泉。

操作方法　　先刮脾俞至大肠俞（图4-72），再刮天枢（图4-73），最后刮足三里至上巨虚（图4-74）、阴陵泉（图4-75）。对急性腹泻可在肘窝、腘窝处放痧，身热加刮曲池至合谷。

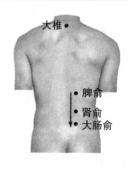

图4-72　刮脾俞至大肠

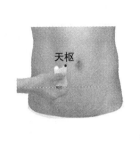
图 4-73　刮天枢

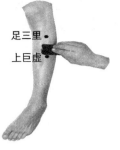
图 4-74　刮足三里至上巨虚

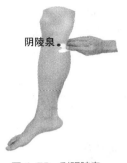
图 4-75　刮阴陵泉

【注意事项】

患病后，应注意休息，并多饮水，必要时补充电解质，防止脱水及电解质紊乱。

预防急性胃肠炎除了注意饮食及个人卫生外，消毒家庭用品也很重要，餐具、毛巾、衣物、马桶、水龙头开关都要消毒。

习惯性便秘

【概述】

习惯性便秘是指慢性功能性便秘，多发于老年人。多起因于精神紧张，心理压力大，肠胃蠕动失调，或者有便意忍便，形成恶性循环，导致习惯性便秘。有些正常人数天才排便一次，但无不适感，这种情况不属于便秘。

【临床表现】

症状一般为大便干燥，排便困难，每2～3日或更长时间排便一次，或无规律，或有的大便次数正常，但粪质干硬，排便艰难。长期便秘可引起腹胀，甚至腹痛，头晕头胀，食欲减退，睡眠不安或导致肛裂和痔疮。

【刮痧治疗】

大椎、大杼、肾俞至大肠俞、天枢、气海、上巨虚、支沟。

先刮大椎、大杼、肾俞至大肠俞（图4-76），再刮天枢（图4-77）、气海，然后刮支沟（图4-78），最后刮上巨虚（图4-79）。

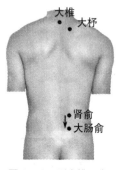

图4-76 刮大椎、大杼、肾俞至大肠俞

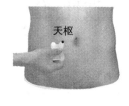

图4-77 刮天枢

【注意事项】

便秘患者应多食粗纤维含量高的食物，如枣、柿子、葡萄、杏子、苹果、鸭梨、香蕉及各种蔬菜等，多饮水，积极进行体育活动，保持乐观的精神状态。

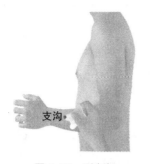

图 4-78　刮支沟

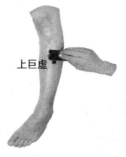

图 4-79　刮上巨虚

慢性肾盂肾炎

【概述】

　　慢性肾盂肾炎是细菌感染肾脏引起的慢性炎症，病变主要侵犯肾间质和肾盂、肾盏组织。由于炎症的持续进行或反复发生导致肾间质、肾盂、肾盏的损害，形成瘢痕，以致肾发生萎缩和出现功能障碍。平时患者可能仅有腰酸和（或）低热，没有明显的尿路感染的尿痛、尿频和尿急症状，其主要表现是夜尿增多及尿中有少量白细胞和蛋白等。患者有长期或反复发作的尿路感染病史，在晚期可出现尿毒症。本病属中医学"淋证""水肿"的范畴。

【临床表现】

　　可见畏寒、发热、乏力、食欲不振、腰酸、腰痛、尿频、尿急、尿痛及排尿困难等。

【刮痧治疗】

取穴

　　肾俞、膀胱俞、中极、阴陵泉、三阴交。

操作方法

　　先刮肾俞、膀胱俞（图4-80），再刮中极（图4-81），最后刮阴陵泉、三阴交（图4-82）。伴小便赤热、灼痛感加刮内庭；小便带血而痛加刮血海（图4-83）；小腹胀满加刮气海；小便混浊加刮脾俞、肾俞。

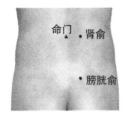

图4-80　刮肾俞、膀胱俞

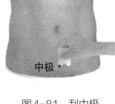

图4-81　刮中极

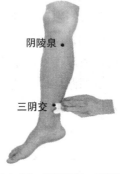

图4-82　刮阴陵泉、三阴交

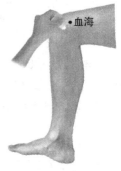

图4-83　刮血海

【注意事项】

　　（1）慢性肾盂肾炎急性发作期应卧床休息，恢复期可逐步增加活动。

（2）多饮水，及时排尿，尤其女性在性生活后应及时排尿，以冲去进入尿道与膀胱内的细菌。

（3）注意性生活卫生。

尿潴留

【概述】

尿潴留是指膀胱内充满尿液而不能排出的一种病症，常常由排尿困难发展而来。引起尿潴留的原因很多，一般可分为机械性梗阻和动力性梗阻两类。机械性梗阻尿潴留因前列腺肥大、尿道狭窄、膀胱或尿道结石、肿瘤等疾病，阻塞了膀胱颈或尿道而发生尿潴留。动力性梗阻尿潴留膀胱和尿道并无器质性病变，尿潴留是由于排尿功能障碍引起的。如脑肿瘤、脑外伤、脊髓肿瘤、脊髓损伤、周围神经疾病以及手术和麻醉等。本病属中医学"癃闭"的范畴。

【临床表现】

急性尿潴留发病突然，膀胱内充满尿液不能排出，胀痛难忍；慢性尿潴留表现为排尿不畅、尿频，常有排尿不尽感，有时有尿失禁现象，少数患者严重者可出现尿毒症症状，如全身衰弱、食欲不振、恶心呕吐、贫血等症。

【刮痧治疗】

取穴

三焦俞、膀胱俞、中极、归来、阴陵泉、三阴交。

操作方法　先刮三焦俞、膀胱俞（图4-84），再刮中极、归来（图4-85），最后刮阴陵泉、三阴交（图4-86）。

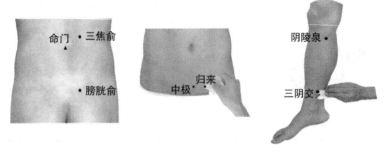

图 4-84　刮膀胱俞、三焦俞　图 4-85　刮中极、归来　图 4-86　刮阴陵泉、三阴交

154

【注意事项】

对于急性尿潴留患者应注意结合西医导尿措施进行治疗。治疗期间，应解除患者精神紧张，并要求其反复做腹肌收缩、松弛的交替锻炼。

泌尿系结石

【概述】

泌尿系结石是肾、输尿管、膀胱和尿道结石的总称。泌尿系结石是常见病，以肾与输尿管结石多见。临床以突然发生的剧烈腰痛牵引少腹、尿频、尿急、尿痛、尿色混浊，甚至尿中有血或砂石为主要表现。本病属中医学"石淋""砂淋""血淋"等疾病范畴。

【临床表现】

常在剧烈运动、劳动、长途乘车后突然发病，临床表现为腰痛剧烈，疼痛多呈持续性或间歇性，并沿输尿管向髂窝、会阴及阴囊等处放射，出现血尿或脓尿，排尿困难或尿流中断等，伴腹胀、恶心、呕吐等症。

【刮痧治疗】

取穴　　大椎、大杼、肺俞、膀胱俞、中极、阴陵泉、三阴交。

操作方法　　先刮大椎、大杼、肺俞（图4-87）、膀胱俞（图4-88），再刮中极（图4-89），最后刮阴陵泉、三阴交（图4-90）。

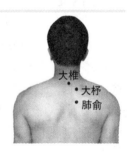

图4-87　刮大椎、大杼、肺俞

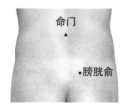

图4-88　刮膀胱俞

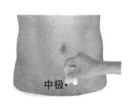

图4-89　刮中极

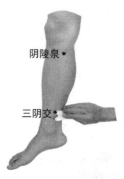

图4-90　刮阴陵泉、三阴交

结石患者应禁食含胆固醇高的动物肝脏、肾脏、脑、海虾、螃蟹等；少食含草酸及高钙的食品，如菠菜、油菜、海带、巧克力、腌带鱼等，忌酒、浓茶、浓咖啡等。

阳痿

【概述】

阳痿是指在有性欲要求时，阴茎不能勃起或勃起不坚，或者虽然有勃起且有一定的硬度，但不能保持性交的足够时间而影响性生活的一种病症。阴茎完全不能勃起者称为完全性阳痿，阴茎虽能勃起但不具有性交需要的足够硬度者称为不完全性阳痿。引起阳痿的原因很多，精神紧张、性生活过频、其他重要器官的疾病、酗酒、长期使用一些药品如安眠药或麻醉药品等都可导致阳痿。50岁以上的男子出现阳痿，多数是生理性的退行性变化。

【临床表现】

阴茎不能完全勃起或勃起不坚，以致不能圆满进行正常的性生活，伴头晕目眩、心悸、耳鸣、失眠、焦虑和急躁、腰酸腿痛，乏力等症状。

【刮痧治疗】

取穴　关元至气海、肾俞、命门、志室、次髎、足三里、三阴交、太溪。

操作方法

先刮关元至气海（图4-91），再刮肾俞、命门、志室、次髎（图4-92），最后刮足三里（图4-93）、三阴交、太溪（图4-94）。

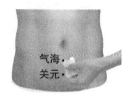

图4-91 刮关元至气海

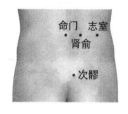

图4-92 刮肾俞、命门、志室、次髎

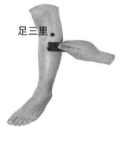

图4-93 刮足三里

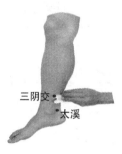

图4-94 刮三阴交、太溪

【注意事项】

消除心理因素，节制性生活，注意饮食调理，多食壮阳食物，积极进行体育锻炼，提高身体素质。

早泄

【概述】

早泄是指已做好性交准备，或阴茎插入阴道时间较短，在女性尚未达到性高潮，而男性的性交时间短于2分钟就过早射精，影响性生活的一种病症。早泄是临床常见的性功能障碍之一。早泄如果不及时治疗，久之则易导致阳痿。需要注意的是偶然一次早泄不能称早泄，只有经常早泄不能进行性交者，方可确认为早泄。引起早泄的原因多种多样，但大多为精神心理因素，如心情过度紧张、身体过度疲劳、或手淫过频等。

【临床表现】

性交时间短，阴茎插入阴道不足2分钟，常伴精神紧张或心虚胆怯、心悸烦躁、性欲减退、腰酸腿软等。

【刮痧治疗】

 取穴　心俞、胆俞、膻中、关元、三阴交、太溪、太冲。

 操作方法　先刮心俞、胆俞（图4-95），再刮膻中（图4-96），然后刮关元（图4-97），最后刮三阴交、太溪（图4-98）、太冲（图4-99）。

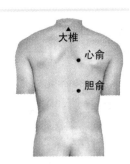

图4-95　刮心俞、胆俞

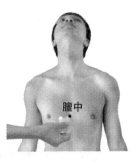

图4-96　刮膻中

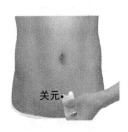

图4-97　刮关元

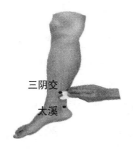

图4-98　刮三阴交、太溪

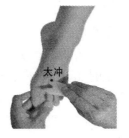

图4-99　刮太冲

【注意事项】

（1）戒除手淫，避免婚前性行为。

（2）多参加体育锻炼，提高身心素质。

（3）调整情绪，性生活时要做到放松。

（4）适当多食补肾食品，如牡蛎、胡桃肉、栗子、甲鱼、文蛤、猪腰等。

前列腺炎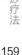

【概述】

前列腺炎是指前列腺特异性或非特异感染所致的急慢性炎症，从而引起全身或局部的症状。急性前列腺炎是由细菌感染引起的急性前列腺炎症。慢性前列腺炎分为细菌性前列腺炎和前列腺病。慢性细菌性前列腺炎常由急性前列腺炎转变而来；前列腺病常由病毒感染、泌尿系结石、前列腺慢性充血等引起。性交中断、性生活频繁、慢性便秘均是前列腺充血的原因。本病属中医学"精浊""白浊"的范畴。

【临床表现】

急性前列腺炎症状见排尿时有烧灼感、尿急、尿频，可伴有排尿终末血尿或尿道脓性分泌物；会阴或耻骨上区域有重压感，久坐或排便时加重，且向腰部、下腹、背部及大腿等处放射，若有小脓肿形成，疼痛加剧而不能排便；直肠症状为直肠胀满、便急和排便感，大便时尿道口可流出白色分泌物；可有恶寒、发热、乏力等全身症状。

慢性前列腺炎的症状多样，复杂多变。常见的症状大致有以下几个方面。

1. 排尿不适　如尿频、排尿时尿道灼热、疼痛并放射到阴茎头部。清晨尿道口可有黏液等分泌物，还可出现排尿困难的感觉。

2. 局部症状　后尿道、会阴和肛门处坠胀不适感，下蹲、大便及长时间坐在椅凳上胀痛加重。

3. 放射性疼痛　慢性前列腺炎的疼痛并不只局限在尿道和会阴，还会向其附近放射，以下腰痛最为多见。

4. 性功能障碍　慢性前列腺炎可引起性欲减退和射精痛，早泄，并影响精液质量，在排尿后或大便时还可以出现尿道口流白。

5. 其他症状　可见乏力、头晕、失眠等。

【刮痧治疗】

取穴

肾俞、膀胱俞、秩边、气海、中极、阴陵泉、三阴交。

操作方法

先刮肾俞、膀胱俞、秩边（图4-100），点揉气海、中极（图4-101），最后刮阴陵泉、三阴交（图4-102）。

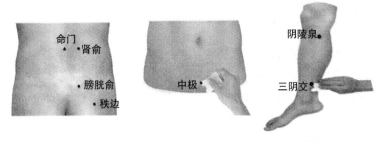

图4-100　刮肾俞、膀胱俞、秩边　图4-101　点揉中极　图4-102　刮阴陵泉、三阴交

【注意事项】

（1）如包皮过长者要及早做包皮环切手术，注意阴部卫生，防治尿路感染。

（2）树立正确的性观念，避免性生活过频。

（3）养成及时排尿的习惯，不久坐和长时间骑自行车，加强性格修养，保持心情愉悦，心胸豁达。

（4）戒烟限酒。

前列腺增生症

【概述】

前列腺增生症是老年男性常见病，男性40岁以上前列腺开始增生，但发病年龄均在50岁以后，发病率随着年龄的增大而增加。前列腺增生症的发病原因仍不很清楚。多数学者认为可能与体内性激素的平衡失调有关。本病属中医学"癃闭""淋证""精癃"的范畴。

症状以夜尿次数增多为明显，小便不通或排尿困难甚至充盈性尿失禁或尿潴留。若并发感染会出现尿急、尿痛、血尿。部分患者有痔疮、疝气、脱肛等并发症。

【刮痧治疗】

取穴　肾俞、膀胱俞、中极、气海、血海、归来、阴陵泉、三阴交。

操作方法　先刮肾俞、膀胱俞（图4-103），再刮气海、中极、归来（图4-104），最后刮血海（图4-105）、阴陵泉、三阴交（图4-106）。

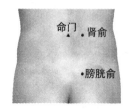

图4-103　刮肾俞、膀胱俞

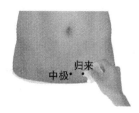

图4-104　刮中极、归来

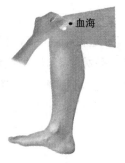

图4-105　刮血海

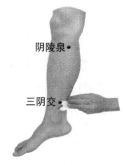

图4-106　刮阴陵泉、三阴交

【注意事项】

本病引起急性尿潴留时应结合西医外科导尿措施。

男性不育症

【概述】

男性不育症是指夫妇同居2年以上未采取任何避孕措施而女方未怀孕，其原因属于男方者，称为男性不育症。临床上把男性不育分为性功能障碍和性功能正常两类，后者依据精液分析结果可进一步分为无精子症、少精子症、弱精子症、精子无力症和精子数正常性不育等。

【临床表现】

婚后同居2年以上未采取避孕措施而女方未怀孕，确定为男方因素的。一般无其他自觉症状。

【刮痧治疗】

 取穴　脾俞、肾俞、命门、气海、关元、足三里、三阴交。

 操作方法　先刮脾俞、肾俞、命门（图4-107），再刮气海、关元（图4-108），最后刮足三里（图4-109）、三阴交（图4-110）。

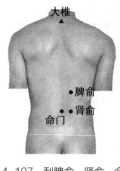

图4-107 刮脾俞、肾俞、命门

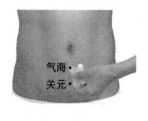

图4-108 刮气海、关元

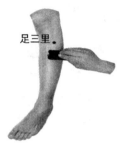

图4-109 刮足三里

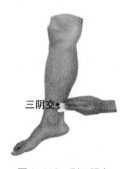

图4-110 刮三阴交

【注意事项】

（1）要按时接种疫苗和养成良好的个人卫生习惯以预防各种可能危害男性生育能力的传染病如流行性腮腺炎、性传播疾病等。

（2）避免经常接触放射性物质、高温及毒物，如必须则一定要严格按照操作规定和防护章程作业。

（3）避免任何能够使睾丸温度升高的因素如长时间骑自行车、泡热水澡、穿牛仔裤等。

（4）改变不良的习惯，戒烟戒酒。

（5）要重视婚前的体检，做到早发现早治疗。

感冒

【概述】

感冒，俗称"伤风"，是由多种病毒引起的一种呼吸道常见病。

【临床表现】

普通感冒起病较急，早期症状有咽部干痒或灼热感、喷嚏、鼻塞、流涕，开始为清水样鼻涕，2～3天后变稠，可伴有咽痛，一般无发热及全身症状，或仅有低热、头痛。一般经5～7天痊愈。

流行性感冒起病急，潜伏期为数小时至4天，一般为1～2天；高热，体温可达39℃～40℃，伴畏寒，一般持续2～3天；全身中毒症状重，如乏力、头痛、头晕、全身酸痛；持续时间长，体温正常后乏力等症状可持续1～2周；呼吸道症状轻微，常有咽痛，少数有鼻塞、流涕等。

【刮痧治疗】

 取穴　　风池、大椎、曲池、外关、肺俞、合谷。

 操作方法　　先刮风池、大椎（图4-111）、肺俞，最后刮曲池、外关、合谷（图4-112）。头痛加刮太阳、印堂（图4-113）；咳嗽加刮尺泽；鼻塞、流涕加刮上星、迎香；咽喉肿痛加少商、商阳放痧。

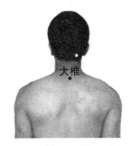

图4-111　刮风池、大椎

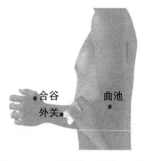

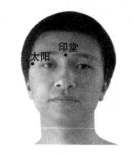

图4-112 刮曲池、外关、合谷　　　　图4-113 头痛取印堂、太阳

【注意事项】

（1）刮拭面部穴位时，动作宜轻柔，不可损伤皮肤，术后要饮温水一杯，并休息片刻。

（2）注意保暖，避免受凉，保持室内空气新鲜，多做户外运动，加强锻炼，增强体质。

（3）流感时期避免到人员集中的地方，注意个人卫生，在公共场所佩戴口罩。

中暑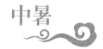

【概述】

中暑是指在高温和热辐射的长时间作用下，机体体温调节障碍，汗腺功能衰竭、水电解质丢失过多的疾病。颅脑疾患的患者，年老体弱、肥胖及产妇等易发生中暑。中暑是一种威胁生命的急诊病，若不给予迅速有力的治疗，可引起抽搐和死亡，永久性脑损害或肾脏衰竭。核心体温达41℃是预后严重的体征；体温若再略为升高一点常可致死。

【临床表现】

中暑可分为先兆中暑、轻症中暑和重症中暑，而它们之间的关系是渐进的。先兆中暑见头痛、头晕、口渴、多汗、四肢无力发酸、注意力不集中、动作不协调等症状，体温正常或略有升高。轻症中暑体温往往在38℃以上，症状见头晕、口渴、面色潮红、大量出汗、皮肤灼热等，或出现四肢湿冷、面色苍白、血压下降、脉搏增快等表现。重症中暑主要症状为头晕、头痛、心慌、口渴、恶心、呕吐、皮肤湿冷、血压下降、烦躁不安、继而出现昏迷及抽搐。

【刮痧治疗】

取穴

人中、曲泽、委中、中脘、百会、印堂。

操作
方法

自上而下刮百会（图4-114）、印堂（图4-115）、人中（图4-116）、曲泽（图4-117）、中脘（图4-118）、委中（图4-119）。

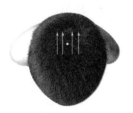

图4-114　刮百会

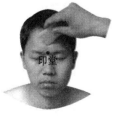

图4-115　刮印堂

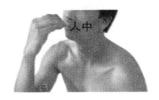

图4-116　点按人中

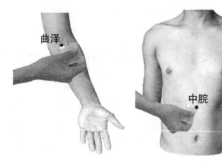
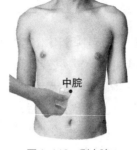
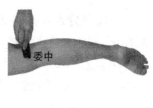

图4-117　刮曲泽　　　　图4-118　刮中脘　　　　图4-119　刮委中

【注意事项】

　　应注意补充水分，适当喝一些盐水。要补充足够的蛋白质，如鱼、肉、蛋、奶和豆类；还应多吃能预防中暑的新鲜蔬果，如西红柿、西瓜、苦瓜、乌梅、黄瓜等。外出时，要做好防晒工作。进行长时间户外运动时，要准备好防暑药品，如藿香正气、十滴水、仁丹等。

第五章

神经科疾病刮痧疗法

中风后遗症

【概述】

中风即脑血管意外，本病起病急，病死和病残率高，为老年人三大死因之一。中风可分为脑出血和脑梗死两种。脑出血多发生在白天活动时，如情绪激动、过量饮酒、过度劳累后，因血压突然升高导致脑血管破裂。发病前少数人有头晕、头痛、鼻出血和眼结膜出血等先兆症状，血压较高。患者突然昏倒后，立即出现昏迷、面色潮红、口眼歪斜和两眼向出血侧凝视，出血对侧肢体瘫痪、握拳，牙关紧闭，鼾声大作，或面色苍白、手撒口张、大小便失禁。有时可呕吐，严重的可伴有胃出血，呕吐物为咖啡色。脑梗死通常发生在睡眠或安静状态下。

【临床表现】

中风后遗症的主要症状有"三偏"，即偏瘫（一侧肢体活动障碍），偏感觉（一侧感觉障碍，没有感觉或感觉麻痹），偏盲（一侧视力障碍，只能看到一侧的物体），以及言语障碍、吞咽障碍、认知障碍、日常活动能力障碍、大小便障碍等。

【刮痧治疗】

取穴

百会至风府、大椎至至阳、肩髃、曲池至手三里、外关、合谷、环跳、阳陵泉、足三里、绝骨、解溪。

操作方法　　先刮百会至风府（图5-1），大椎到至阳（图5-2），再刮肩髃、曲池至手三里（图5-3）、外关、合谷，最后刮环跳、阳陵泉（图5-4）、足三里、绝骨、解溪。

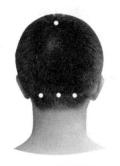

图 5-1　刮百会至风府

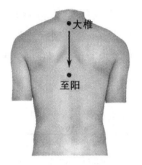

图 5-2　刮大椎至至阳

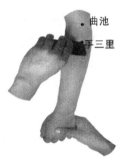

图 5-3　刮曲池至手三里

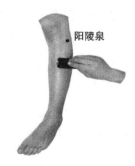

图 5-4　刮阳陵泉

【注意事项】

患者应配合康复训练，以尽快恢复各种功能。积极治疗引起中风的原发病如高血压病，防止再次中风。

帕金森病

【概述】

帕金森病又称"震颤麻痹"，是中老年人常见的一种中枢神经系统疾病，起病隐匿，病情发展缓慢。本病主要是因位于中脑部位"黑质"中的细胞发生病理性改变后，多巴胺的合成减少，抑制乙酰胆碱的功能降低，乙酰胆碱的兴奋作用相对增强。两者失衡的结果便出现了"震颤麻痹"。本病属中医学"颤证"范畴。

【临床表现】

肢体震颤，这往往是发病最早期的表现，也是最明显的症状；关节僵硬及肌肉发紧；行动迟缓如系鞋带、系纽扣等动作比以前缓慢许多，甚至无法顺利完成；步态改变，行走时起步困难，一旦开步，身体前倾，步伐小而越走越快，不能及时停步。还可合并出现语言减少和声音低沉单调、吞咽困难、流涎、睡眠障碍、抑郁或痴呆等症状。

【刮痧治疗】

取穴　　肺俞、膏肓、神堂、风府、风池、天柱、曲池、手三里、腕骨、大陵、委中、承山、足三里、解溪。

操作方法　　先刮肺俞、膏肓、神堂（图5-5），再刮风府、风池、天柱，然后刮曲池、手三里（图5-6）、腕骨、大陵，最后刮委中（图5-7）、承山（图5-8）、足三里、解溪。

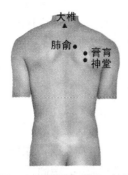

图 5-5　刮肺俞、膏肓、神堂

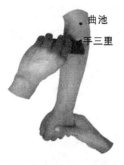

图 5-6　刮曲池、手三里

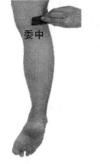

图 5-7　刮委中

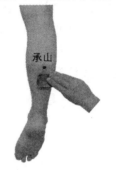

图 5-8　刮承山

【注意事项】

　　疾病早期应鼓励患者多活动，防止跌倒并尽量继续工作。多吃水果、蔬菜，戒烟酒。对长期卧床患者应勤翻身，可在床上做被动活动，以防并发症。

老年痴呆症

【概述】

　　老年痴呆症是老年期常见的一组慢性进行性精神衰退性疾病，

在老年人的疾病谱和死亡谱中占有重要的位置，本病以脑血管性痴呆为多见。本病属中医学"痴呆""健忘"等范畴。

【临床表现】

常无确切起病时间和起病症状，早期往往不易被发现，一旦发生，即呈不可逆的缓慢进展。早期症状可见近事遗忘，性格改变，多疑，睡眠昼夜节律改变，但日常生活尚能自理；病情进一步发展则出现失语、失认、偶有意识障碍、日常生活不能自理，常有不耻行为，甚者出现幻听、幻视、妄想、躁狂或抑郁的症状。晚期则全面智能障碍、卧床、无自主运动，缄默无语，生活完全不能自理，最终因并发症致死。

【刮痧治疗】

取穴　四神聪穴、神庭、神门、间使、肾俞。

操作方法　先刮四神聪穴（图5-9），神庭，再刮肾俞（图5-10），最后刮间使（图5-11）、神门（图5-12）。

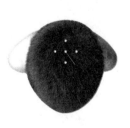

图5-9　刮四神聪

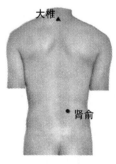

图5-10　刮肾俞

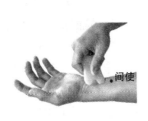

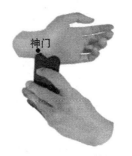

图5-11　刮间使　　　　　　　　图5-12　刮神门

【注意事项】

（1）老年人应多用脑，如多看书、学习新事物，刺激神经细胞活力。

（2）对老年性痴呆症患者要加强护理，做到勤观察、多询问。

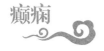

癫痫

【概述】

癫痫，俗称"羊痫风"，是由于大脑神经元异常放电所引起的短暂中枢神经功能异常的慢性脑部疾病，具有突然发生、反复发作的特点。本病发作时突然扑倒，昏不知人，四肢抽搐，口流涎沫，或偶有惊呼似羊鸣，醒后神志清如常人。各年龄段均可发病，尤以青少年多发，男性多于女性。本病属中医学"痫证"范畴。

【临床表现】

癫痫有多样性、反复发作性等特点，临床将癫痫发作分为以下几个类型。

1. 大发作　突然意识丧失，继之先强直后阵挛性痉挛。常伴尖叫、面色青紫、尿失禁、舌咬伤、口吐白沫或血沫、瞳孔散大。持续数十秒或数分钟后痉挛发作自然停止，进入昏睡状态。醒后有短时间的头昏、烦躁、疲乏，对发作过程不能回忆。若发作持续不断，一直处于昏迷状态者称大发作持续状态，常危及生命。

2. 小发作　突发性精神活动中断、意识丧失、可伴肌阵挛或自动症，一次发作数秒至十余秒。

3. 单纯部分性发作　某一局部或一侧肢体的强直、阵挛性发作，历时短暂，意识清楚。

4. 精神运动性发作　精神感觉性、精神运动性及混合性发作。多有不同程度的意识障碍及明显的思维、知觉、情感和精神运动障碍。可有神游症、夜游症等自动症表现。有时在幻觉、妄想的支配下可发生伤人、自伤等暴力行为。

5. 自主神经性发作　可有头痛型、腹痛型、肢痛型、晕厥型或心血管型发作。

【刮痧治疗】

 取穴　　百会、风池、大椎、天柱至大杼、膏肓、神堂，间使、足三里至丰隆。

 操作方法　　先刮百会、风池（图5-13），再刮大椎、天柱至大杼、膏肓、神堂（图5-14），最后刮间使（图5-15）、足三里至丰隆（图5-16）。

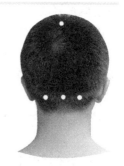

图5-13　刮百会、风池

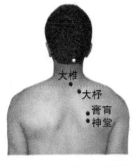

图5-14 刮大椎、天柱至大
杼、膏肓、神堂

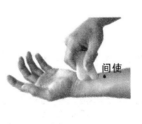

图5-15 刮间使

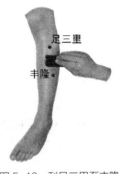

图5-16 刮足三里至丰隆

【注意事项】

　　癫痫属顽疾，不易根治，常反复发作，轻症患者可采用刮痧控制病情。对于有过癫痫大发作的患者，必须到专科医院严格诊疗。一旦癫痫大发作，在简单处理后必须及时配合药物治疗。患者禁烟酒，少食辛辣食物，平时不要单独外出，不宜登山驾车，不宜高空或水上作业。发作时要有人看护，保持呼吸道通畅，以免窒息致死。

三叉神经痛

【概述】

　　三叉神经痛是指发生在面部一侧或双侧三叉神经分布范围内的阵发性、短暂、闪电样、刀割样疼痛，常人难以忍受，发病率高，多在40岁以后起病，女性多于男性。三叉神经痛，又称痛性抽搐，在临床上通常将三叉神经痛分为原发性和继发性两种。原发性三叉神经痛尚未能发现病因，继发性三叉神经痛，常继发于局部感染、外伤、三叉神经所通过的骨孔狭窄、肿瘤、血管畸形、血液循环障碍等。本病属中医学"面痛"范畴。

【临床表现】

本病的症状特点是，在头面部三叉神经分布范围内，骤起骤停、闪电样、刀割样、烧灼样、顽固性、难以忍受的剧烈性疼痛。说话、刷牙或微风拂面时都会导致阵痛，三叉神经痛患者常因此不敢擦脸、进食，甚至连口水也不敢下咽，从而影响正常的生活和工作。

【刮痧治疗】

上关、下关、攒竹、阳白、鱼腰、四白、巨髎、颧髎、夹承浆、颊车。

点揉以上各穴。

【注意事项】

（1）饮食宜选择质软、易咀嚼食物，因咀嚼诱发疼痛的患者，则要进食流食，忌辛辣刺激，油炸食物，海鲜产品以及热性食物等；多食新鲜水果，蔬菜及豆制品，饮食以清淡为宜。

（2）吃饭、漱口、说话、刷牙、洗脸动作宜轻柔。

（3）保护眼睛，用眼药水点滴或用3%硼酸灭菌溶液定时冲洗，以防止角膜出现混浊、炎症或水肿。

（4）适当参加体育锻炼，增强体质。

面神经麻痹

【概述】

面神经麻痹，俗称"面瘫"，是以面部表情肌群运动功能障碍为主要特征的疾病。主要症状为口眼歪斜，它是一种常见病、多发病，发病不受年龄限制。患者面部往往连最基本的抬眉、闭眼、鼓嘴等动作都无法完成。本病有中枢性面神经麻痹和周围性面神经麻痹。中枢性面神经麻痹常见于中枢系统疾病，如中风后遗症伴面部肌肉运动功能障碍的表现。周围性面神经麻痹即通常所说的面神经麻痹，常见于吹风、受凉后发病。本病属中医学"面瘫"范畴。

【临床表现】

多数患者往往于清晨洗脸、漱口时突然发现一侧脸部动作不灵、嘴巴歪斜。患侧面部呈松弛状态，前额皱纹消失、眼裂扩大、鼻唇沟平坦、口角下垂，露齿时口角向健侧偏歪，笑时口角歪斜更为明显，患侧不能做皱额、蹙眉、闭目、鼓腮和吹哨等动作，食物残渣常滞留于病侧的齿颊间隙内，并常有口水自该侧淌下。

【刮痧治疗】

取穴

风池至翳风、阳白、太阳、四白、地仓至颊车、合谷。

操作方法

先刮风池至翳风，再刮阳白、太阳、四白、地仓至颊车，最后刮合谷（图5-17）。面瘫恢复期加刮足三里。

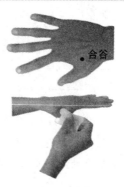

图5-17 刮合谷

【注意事项】

（1）患者应在患侧面肌能活动时即进行自我功能训练，如对着镜子做皱眉、举额、闭眼、露齿、鼓腮和吹口哨等动作，每日可行数次，每次数分钟，并辅以面部按摩。

（2）注意头面部保暖，勿用冷水洗脸。

（3）不能闭眼者，可用眼罩、眼药加以保护。

失眠

【概述】

失眠，是指经常不易入睡，或睡而易醒，或通宵达旦不能成寐。本病中医学称"不寐"。

【临床表现】

症状可见：入睡困难；不能熟睡；早醒、醒后无法再入睡；频频从噩梦中惊醒，自感整夜都在做噩梦；睡过之后精力没有恢复，仍觉疲倦；容易被惊醒，有的患者对声音敏感，有的患者对灯光敏感，经常失眠的患者常伴见疲劳感、不安、全身不适、无精打采、反应迟缓、头痛、记忆力不集中。发病时间可长可短，短者数天可好转，长者持续数月甚至数年难以恢复。

【刮痧治疗】

取穴

四神聪、安眠、心俞、脾俞、肾俞、内关、神门、三阴交。

操作方法

先刮四神聪、安眠（图5-18），再刮心俞、脾俞、肾俞（图5-19），最后刮内关（图5-20）、神门（图5-21）、三阴交。伴口舌生疮加刮少冲、少泽；胸脘胀闷、痰多、性情急躁加刮中脘、丰隆、行间至太冲。

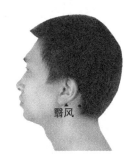

图5-18　刮安眠

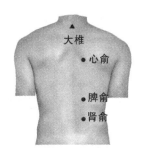

图5-19　刮心俞、脾俞、肾俞

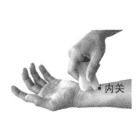

图5-20　刮内关

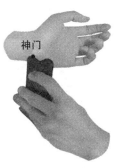

图5-21　刮神门

（1）失眠患者因长期失眠，往往身心疲惫，需配合心理安慰治疗。

（2）生活要有规律，定时上床，保持安静的睡眠环境，同时应注意睡觉前避免受到干扰，睡前不饮茶和咖啡等刺激性饮料。

（3）多参加体育锻炼，如气功、太极拳等。

第六章

骨伤科疾病刮痧疗法

急性腰扭伤

【概述】

急性腰扭伤，俗称"闪腰"。常因姿势不正，用力过猛，超限活动及外力碰撞等，引起腰部肌肉、筋膜、韧带等软组织突然受到过度牵拉而引起。本病突然发生，严重者在受伤当时腰部有撕裂感和响声。伤后立即出现腰部疼痛，呈持续性剧痛，次日可因局部出血、肿胀，腰痛更为严重；也有的只是轻微扭转腰部后，出现腰部活动受限，不能俯仰。

【临床表现】

多发生在搬抬重物等活动后，伤后重者疼痛剧烈，当即不能活动；轻者尚能工作，但休息后或次日疼痛加重，甚至不能起床。检查时见患者腰部僵硬，腰前凸消失，可有脊柱侧弯及骶棘肌痉挛。在损伤部位可找到明显压痛点。

【刮痧治疗】

取穴　　委中、阿是穴、华佗夹脊、肾俞、志室、腰眼。

操作方法　　先刮阿是穴（腰背部压痛点）和华佗夹脊穴，再刮肾俞、志室和腰眼（图6-1），最后刮委中（图6-2）。

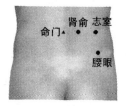

图6-1 刮肾俞、志室和腰眼

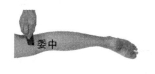

图6-2 刮委中

【注意事项】

患者应卧床休息，保证损伤组织充分修复，以免遗留慢性腰痛。掌握正确的运动姿势，加强劳动保护。尽量避免弯腰性强迫姿势工作时间过长。

腰椎间盘突出症

【概述】

腰椎间盘突出症是指因椎间盘纤维环破裂和髓核组织突出，压迫和刺激神经根所引起的一系列症状和体征，是腰腿疼常见的原因。发病年龄由25～60岁不等，男性较女性多见。本病属中医学"腰痛""腰腿痛"等范畴。

【临床表现】

大多患者有坐骨神经痛症状，出现下腰痛、髋痛，向下放射到大腿后部和小腿外侧至足跟或足趾部的疼痛和麻木，疼痛可为间歇性或持续性，压痛明显，活动后加重，卧床休息则减轻。

取穴

肾俞、大肠俞、关元俞、环跳、风市、阳陵泉、承扶、殷门、委中、承山。

操作方法

用刮痧板蘸正红药油，先刮肾俞、大肠俞和关元俞，再自上而下刮环跳、承扶、殷门、风市、阳陵泉、委中、承山（图6-3）。以出痧为度。在患处洒5~10mg地塞米松针剂，再将活血通痹膏贴于患处。连贴7天，停用2天，治疗2个疗程。

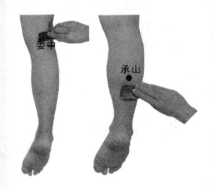

图6-3 刮委中、承山

【注意事项】

（1）加强锻炼，强身健体。
（2）保持正确的体位姿势。

慢性腰肌劳损

【概述】

慢性腰肌劳损或称"腰背肌筋膜炎""功能性腰痛"等。主要指腰骶部肌肉、筋膜、韧带等软组织的慢性损伤，导致局部无菌性炎症，从而引起腰骶部一侧或两侧的弥漫性疼痛，常与职业和工作环境有一定关系。本病属中医学"腰痛""痹证"的范畴。

【临床表现】

长期反复发作的腰背部疼痛，呈钝性胀痛或酸痛不适，时轻时重，迁延难愈。休息、适当活动或经常改变体位可使症状减轻。劳累、阴雨天气、受风寒湿影响则症状加重。腰部活动基本正常，偶有牵掣不适感，不耐久坐久站，不能胜任弯腰工作。弯腰稍久，便直腰困难。急性发作时，症状明显加重，重者出现腰脊柱侧弯，下肢牵掣作痛等症状。

【刮痧治疗】

取穴	肾俞、志室、腰眼、大肠俞、委中、承山。

操作方法	先刮肾俞、志室、大肠俞和腰眼（图6-4），再刮委中（图6-5）和承山（图6-6）。

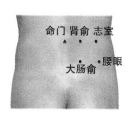

图6-4　刮肾俞、志室、大肠俞和腰眼

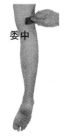

图6-5　角刮委中

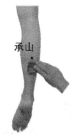

图6-6　刮承山

（1）加强锻炼尤其是腰肌锻炼，提高身体素质。

（2）长期在办公室工作的人群最易患腰肌劳损，要求工作时要经常变换体位，纠正不良姿势。

坐骨神经痛

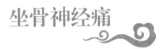

【概述】

坐骨神经痛是指坐骨神经病变，沿坐骨神经通路即腰、臀部、大腿后、小腿后外侧和足外侧发生的疼痛症候群。本病分原发性和继发性坐骨神经痛两大类。原发性坐骨神经痛较少见，继发性坐骨神经痛多见于椎管内病变及椎间盘、脊椎病变或盆腔及骨盆疾病。本病多见于青壮年，男性多于女性。本病属中医学"痹证""腰腿痛"的范畴。

【临床表现】

常在用力、弯腰或剧烈活动等诱因下出现疼痛，自腰部向一侧臀部、大腿后、腘窝、小腿外侧及足部放射，呈烧灼样或刀割样疼痛，行走、活动时疼痛加重。直腿抬高试验阳性，跟腱反射减弱。

【刮痧治疗】

取穴

阿是穴（痛点）、命门、腰俞、肾俞、白环俞、环跳、风市、阳陵泉、委中、承山。

先刮背部阿是穴（痛点），再刮命门、腰俞、肾俞、白环俞（图6-7），最后自上而下刮环跳、风市、阳陵泉（图6-8）、委中（图6-9）、承山（图6-10）。

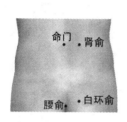

图6-7　刮命门、腰俞、肾俞、
　　　　白环俞

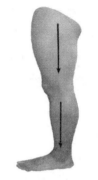

图6-8　从上至下刮腿
　　　　外侧穴位

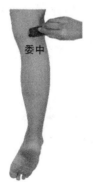

图6-9　刮委中

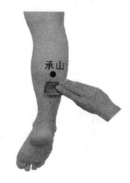

图6-10　刮承山

【注意事项】

（1）宜睡硬板床或硬床垫。

（2）要劳逸结合，适当参加各种体育活动。

（3）运动后要注意保护腰部和患肢，注意保暖。

落枕

【概述】

落枕俗称"失枕""错枕"，是一种常见病，好发于青壮年，以冬春季多见。多由睡眠姿势不当、枕头过高或过低，使颈部一侧肌群在较长时间内处于高度伸展状态而发生痉挛，或睡眠颈部吹风受凉引起，多发生于晨起之后。

【临床表现】

一般起病急，多于晨起突感颈后部、上背部疼痛不适，以一侧为多，或有两侧俱痛者，颈部僵硬，头部向患侧倾斜，颈部活动受限，不能自由旋转，严重者俯仰也有困难，甚至头部强直于异常位置。检查时颈部肌肉有触痛、浅层肌肉有痉挛、僵硬，摸起来有"条索感"。

【刮痧治疗】

 取穴

大椎、天柱至肩井、肩井至肩外俞、肩中俞、后溪、悬钟。

操作方法

先刮大椎、天柱至肩井，再刮肩井至肩外俞、肩中俞（图6-11），然后刮后溪，最后刮悬钟。

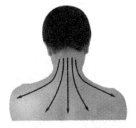

图6-11 刮项背部

【注意事项】

睡眠姿势应适当，枕头高低软硬适中，避免受冷吹风，以防复发。若患者一段时间内反复落枕，在除外高枕等诱发因素外，宜行详细检查及拍X线片，以考虑早期颈椎病。

颈椎病

【概述】

颈椎病又称颈椎综合征，是颈椎骨关节炎、增生性颈椎炎、颈神经根综合征、颈椎间盘脱出症的总称，是一种以退行性病理改变为基础的疾患。主要由于颈椎长期劳损、骨质增生，或椎间盘脱出、韧带增厚，致使颈椎脊髓、神经根或椎动脉受压，出现一系列功能障碍的临床综合征。表现为颈椎间盘退变本身及其继发性的一系列病理改变，如椎节失稳、松动，髓核突出或脱出，骨刺形成，韧带肥厚和继发的椎管狭窄等，刺激或压迫了邻近的神经根、脊髓、椎动脉及颈部交感神经等组织，并引起各种各样症状和体征的综合征。可发生于任何年龄，以40岁以上的中老年人为多。临床可分为颈型、神经根型、脊髓型、椎动脉型。本病属中医学"痹证"范畴。

【临床表现】

主要症状是头、颈、肩、背、手臂酸痛，脖子僵硬，活动受限。颈肩酸痛可放射至头枕部和上肢，有的伴有头晕，重者伴有恶心呕吐，卧床不起，少数可有眩晕、猝倒。当颈椎病累及交感神经时可出现头晕、头痛、视力模糊、眼胀、眼干、睁眼不开、耳鸣、平衡失调、心动过速、心慌，胸部紧束感，有的甚至出现胃肠胀气等症状。常伴有失眠、烦躁、发怒、焦虑、忧郁等症状。

【刮痧治疗】

取穴　　　风池至肩井、天柱、大椎、大杼、天宗、曲池、合谷。

操作方法　　　先刮风池至肩井，再刮天柱、大椎、大杼和天宗（图6-12），最后刮曲池（图6-13）和合谷（图6-14）。

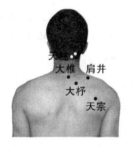
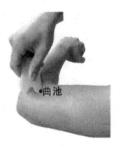
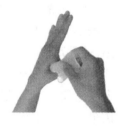

图6-12　刮风池至肩井、天柱、大椎、大杼和天宗　　　图6-13　角刮曲池　　　图6-14　角刮合谷

【注意事项】

（1）避免长期伏案工作，一般45分钟左右就应休息一下，起身活动。

（2）避免颈部剧烈运动和快速旋转。

（3）注意颈部保暖。

（4）避免高枕睡眠的不良习惯。

肩关节周围炎

【概述】

肩关节周围炎，俗称"冻结肩""漏肩风"，是肩周肌肉、肌腱、滑囊和关节囊等软组织的慢性炎症。肩关节周围炎是一种中老年人的常见病，女性多于男性，多见于体力劳动者，好发年龄在50岁左右，所以又称"五十肩"。主要表现为肩关节疼痛及关节僵直。疼痛可为阵发性或持续性，活动与休息均可出现，严重者一触即痛，甚至半夜会痛醒。部分患者疼痛可向颈、耳、前臂或手放射，肩部可有压痛。

【临床表现】

多为单侧发病，少数患者双侧同时发病。初期从肩部隐痛，发展到持续性疼痛。疼痛范围广泛，剧烈者呈刀割样，常可放射至臂部，昼轻夜重，夜间常可因睡眠体位不当而痛醒。白天常可因劳累、牵拉、碰撞、受寒等因素而致肩痛加剧。肩关节活动受限且逐渐加重。患者常可因肩痛和活动受限失去正常梳头、穿衣、系腰带等基本生活自理能力，十分痛苦。后期可出现关节僵硬、运动功能丧失，出现肩部肌肉萎缩，尤以三角肌最为明显。

【刮痧治疗】

 取穴

肩髃、肩髎、阿是穴（痛点）、天宗、后溪、合谷。

操作方法

　　先刮肩髃（图6-15）、肩髎，再刮阿是穴（痛点），最后刮天宗（图6-16）、后溪和合谷（图6-17）。刮后嘱患者饮热水3杯，回家用温热水浴足，并做上肢自我锻炼。

刮痧
疗法治百病

194

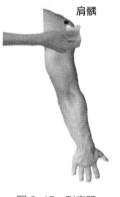

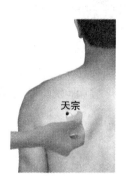

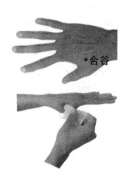

图6-15　刮肩髃　　　　　图6-16　刮天宗　　　　　图6-17　刮合谷

【注意事项】

　　刮痧治疗的同时应加强活动锻炼，防止和减轻粘连的形成。配合局部按摩疗效更佳。

网球肘

【概述】

　　网球肘是因网球运动员易患此病而得名，又称为肱骨外上髁炎。本病是因急慢性损伤而致的肱骨外上髁周围软组织的无菌性炎症，以肘关节外侧疼痛、旋转功能受限为主要表现。此病并非网球运动员所独有，家庭主妇、砖瓦工、木工等长期反复用力做肘部活动者也易患此病。本病属中医学"伤筋""筋痹"等范畴。

【临床表现】

本病多数无明显外伤史，起病缓慢，患者自觉肘关节外侧疼痛，疼痛有时可向上或向下放射，前臂旋转活动受限及疼痛加重，感觉手臂无力、酸胀不适、不愿活动，肘部外侧部多有局限性压痛点，有时压痛可向下放散，局部无红肿，休息后症状减轻，少数患者在阴雨天时自觉疼痛加重。

【刮痧治疗】

 取穴

阿是穴（痛点）、曲池、肘髎、手三里、合谷。

 操作方法

先刮阿是穴（痛点），再刮曲池、肘髎、手三里（图6-18）、合谷（图6-19）。

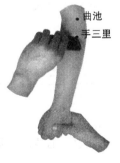

图6-18　刮曲池、手三里

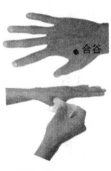

图6-19　刮合谷

【注意事项】

（1）运动要做好防护，避免过度运动。

（2）注意局部保暖，避免吹风受凉。

踝关节扭伤

【概述】

踝关节是负重较大的关节，踝关节扭伤是关节扭伤中最常见的。关节扭伤是指在外力作用下，关节骤然向一侧活动而超过其正常活动度时，引起关节周围软组织如关节囊、韧带、肌腱等发生撕裂伤。踝关节扭伤临床上以外踝部韧带损伤多见，急性扭伤会立即出现疼痛、肿胀、活动受限等症状。

【临床表现】

轻度踝关节扭伤可有微痛不适，重者出现踝内侧或外侧疼痛、肿胀、走路跛行、活动受限、行走困难、有时可见皮下瘀血、局部有压痛。扭伤日久后也可有后遗症导致患部经常疼痛，偶有行走不便。

【刮痧治疗】

取穴　　　三阴交、太溪、解溪、昆仑、丘墟、阿是穴（痛点）。

操作方法

先刮三阴交、太溪（图6-20），再点揉解溪、昆仑、丘墟（图6-21）和阿是穴（痛点）。

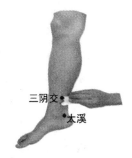

图6-20　刮三阴交、太溪

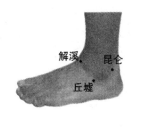

图6-21　解溪、昆仑、丘墟

【注意事项】

在扭伤初期，应停止活动，抬高患肢。扭伤初期宜冷敷，使血管收缩，控制伤势发展，24小时后，可用热敷，促使扭伤处周围的瘀血消散。

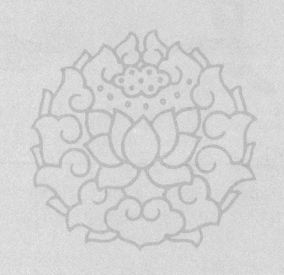

第七章

妇科疾病刮痧疗法

乳腺增生症

【概述】

　　乳腺增生症是由于人体内分泌功能紊乱而引起的乳腺结构异常的一种病症。其基本病理变化是乳腺泡导管的上皮细胞和结缔组织的增生。乳腺增生症是女性最常见的乳房疾病，其发病率占乳腺疾病的首位。近些年来该病发病率呈逐年上升的趋势，年龄也越来越低龄化。据调查约有70%～80%的女性都有不同程度的乳腺增生，多见于25～45岁的女性。本病属中医学"乳癖"范畴。

【临床表现】

　　乳房胀痛和乳内肿块为主要症状。乳房肿痛或触痛为单侧或双侧，在乳房部位可触及1个或数个大小不等的肿块，小者如黄豆，大者可超过3～4厘米，以乳房外上象限多见。多数患者具有周期性疼痛的特点，月经前期发生或加重，月经后减轻或消失，可伴见月经失调、痛经、心烦易怒等症状。

【刮痧治疗】

取穴　　肝俞、脾俞、肾俞、膻中、合谷、足三里、三阴交、太溪、太冲。

操作方法　　先刮肝俞、脾俞、肾俞（图7-1），再刮膻中（图7-2），然后刮合谷（图7-3），最后刮足三里（图7-4）、三阴交（图7-5）、太溪（图7-6）、太冲（图7-7）。

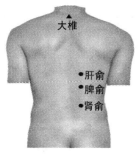

图 7-1 刮肝俞、脾俞、肾俞

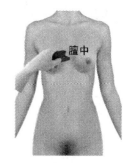

图 7-2 刮膻中

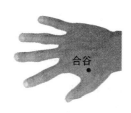

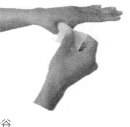

图 7-3 刮合谷

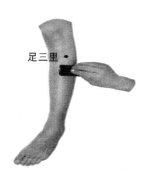

图 7-4 刮足三里

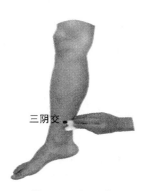

图 7-5 刮三阴交

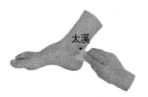

图 7-6 刮太溪

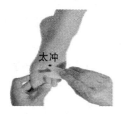

图 7-7 刮太冲

（1）保持心理稳定，情绪乐观，正确认识本病。

（2）本病可能是乳癌的多种危险因素之一，应引起重视，进行定期检查。

经前紧张征

【概述】

经前紧张征是指少数妇女在经前1~2周之内，尤其经前2~3天出现的周期性临床症候群，如头痛、乳胀、精神紧张、烦躁易怒、腹痛、水肿等，以致影响生活和工作，月经来潮后症状即自然消失。该病病因尚不十分清楚，可能与卵巢雌孕激素平衡失调、黄体期醛固酮过多引起水钠潴留、精神紧张以及维生素缺乏有关。本病属中医学"经行头痛""经行眩晕"范畴。

【临床表现】

典型症状常在经前1周开始，逐渐加重，至月经前2~3天最为严重，经后突然消失。常见症状见头痛、乳房胀痛、明显的精神症状、腹痛、水肿等。头痛多为双侧性，也可为单侧性，疼痛部位不定，或伴恶心呕吐。乳房胀痛以乳房外侧边缘为重，严重者疼痛可放射至腋下及肩部。精神症状多较明显，可见全身乏力、困倦、嗜睡、精神紧张、身心不安、烦躁易怒，或焦虑、忧伤，甚至偏执妄想、产生自杀意识等。水肿表现为手足、眼睑部水肿，部分患者可有腹胀腹痛等症。

取穴

神门、百会、膻中、足三里、三阴交。

操作方法

先刮百会（图7-8），再刮膻中（图7-9），然后刮神门（图7-10），最后刮足三里（图7-11）、三阴交（图7-12）。

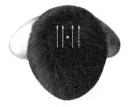

图 7-8　刮百会

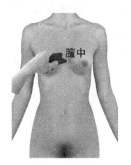

图 7-9　刮膻中

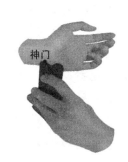

图 7-10　角刮神门

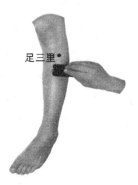

图 7-11　刮足三里

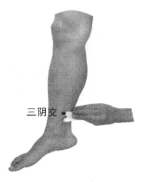

图 7-12　刮三阴交

【注意事项】

（1）保持心情愉悦，避免紧张畏惧情绪。
（2）适当参加体育运动。

痛经

【概述】

　　痛经是指妇女在经期及其前后，出现小腹或腰部疼痛，甚至痛及腰骶的病症。青春期女性多见。痛经分原发性和继发性两种。经过详细妇科临床检查未能发现盆腔器官有明显异常者，称原发性痛经，也称功能性痛经。继发性痛经则指生殖器官有明显病变者，如子宫内膜异位症、盆腔炎、肿瘤等。原发性痛经在正常分娩后疼痛多可缓解或消失。继发性痛经则多因生殖器官有器质性病变所致。本病属中医学"经行腹痛""经来腹痛"的范畴。

【临床表现】

　　主要症状为妇女经期或行经前后，周期性发生下腹部胀痛、冷痛、灼痛、刺痛、隐痛、坠痛、绞痛、痉挛性疼痛或撕裂性疼痛，疼痛延至骶腰背部，甚至涉及大腿及足部，常伴有乳房胀痛、肛门坠胀、胸闷烦躁、心悸失眠、头痛眩晕、恶心呕吐、胃痛腹泻、倦怠乏力、面色苍白、四肢冰凉、冷汗淋漓、虚脱昏厥等症状。

【刮痧治疗】

 取穴

命门至腰俞、关元至中极、地机、三阴交、太冲。

操作方法

先刮命门至腰俞，再刮关元至中极（图7-13），最后刮地机、三阴交（图7-14）、太冲（图7-15）。

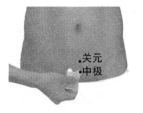

图7-13 刮关元至中极

205

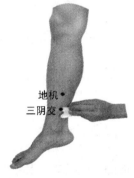

图7-14 刮地机、三阴交

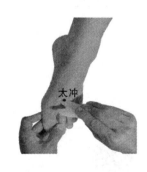

图7-15 刮太冲

【注意事项】

（1）刮痧应避开行经期而选择其前后各2周时间内进行。

（2）应注意经期卫生，避免精神刺激，防止受凉或过食生冷食品，注意休息。

（3）行经期间避免剧烈运动和过重的体力劳动。

闭经

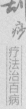

【概述】

女性如果超过18岁还没有来月经，或有过正常月经，但已停经3个月以上，称为闭经。前者叫原发性闭经，后者叫继发性闭经。有些少女初潮距第二次月经间隔几个月，或一两年内月经都不规律，两次月经间隔时间比较长，都不能算闭经。这是因为她们的生殖器官还没有发育成熟、卵巢的功能还不完善，属于正常的生理现象。本病属中医学"经闭"范畴。

【临床表现】

超过18岁尚未来月经，或已建立正常月经周期后超过3个月未来月经者。

【刮痧治疗】

取穴 气海至关元、脾俞、血海、三阴交、太冲、次髎。

操作方法 先刮气海、关元（图7-16），再刮脾俞、次髎，最后刮血海、三阴交（图7-17）、太冲。

【注意事项】

宜调节情志，保持心情舒畅；增加营养，避免营养不良；适当运动，增强体质。

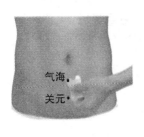

图7-16 刮气海、关元

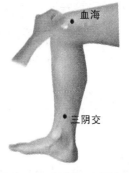

图7-17 刮血海、三阴交

更年期综合征

【概述】

　　更年期综合征是指妇女在围绝经期或其后，因卵巢功能逐渐衰退或丧失，以致雌激素水平下降所引起的以自主神经功能紊乱、代谢障碍为主的一系列症候群。更年期就是指妇女的围绝经期，一般是45~55岁，平均绝经年龄是49岁。一般在绝经过渡期月经紊乱时，症状已经开始出现，可持续至绝经后2~3年，少数人可持续至绝经5~10年。更年期是每个妇女必然要经历的阶段，但每人所表现的症状轻重不等，时间久暂不一，轻的可以安然无恙，重的可以影响工作和生活，甚至会发展成为更年期疾病。短的几个月，长的可延续几年。更年期综合征虽然表现为许多症状，但它的本质却是妇女在一生中必然要经历的一个内分泌变化的过程。

【临床表现】

　　月经紊乱不规则是更年期综合征的主要症状，自觉眩晕耳鸣、潮热、出汗、心悸、失眠、多梦、情绪烦躁易怒、记忆力减退、注意力不集中，有的可出现尿频、尿急、尿失禁、排尿不畅、尿潴留、皮肤出现皱纹、手背和面部可见褐色老年斑、毛发脱落并逐渐变白、血压升高等，症状一般可持续至绝经后2～3年。

【刮痧治疗】

取穴

百会、心俞、肾俞、厥阴俞、神门、内关、足三里、丰隆、三阴交。

操作方法

先刮百会，再刮心俞、肾俞、厥阴俞（图7-18），然后刮内关（图7-19）、神门（图7-20），最后刮足三里、丰隆、三阴交（图7-21）。

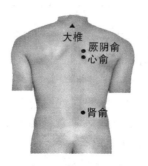

图7-18 刮心俞、肾俞、厥阴俞

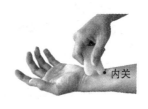

图7-19 刮内关

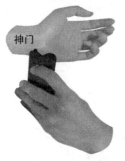

图7-20 刮神门

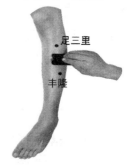

图7-21 刮足三里、丰隆

【注意事项】

保持心情舒畅，学习了解保健知识，正确对待更年期综合征。适当参加体育锻炼，增强体质，增强抗病能力。

产后发热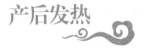

【概述】

产妇在产褥期出现发热，且持续不减，甚至高热，并伴有其他症状者，叫作产后发热。其中包括因产褥感染所致的发热。

【临床表现】

发热持续不退或突发高热寒战，且伴有其他症状。若产后1~2日内出现轻微发热，属正常生理现象，不属病态。

【刮痧治疗】

大椎、曲池、外关、合谷、三阴交。

先刮大椎（图7-22），再刮曲池、外关、合谷（图7-23）、三阴交。

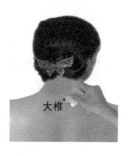

图7-22 刮大椎

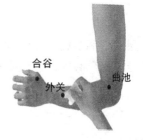

图7-23 刮合谷、外关、曲池

【注意事项】

（1）妊娠期应加强卫生宣教，做好孕期保健。

（2）接生时实行无菌操作，减少产后出血，对出血多者及时止血，防止贫血。

（3）产褥期应保持外阴清洁，禁止性交，防止感染。

（4）保持室内空气要新鲜，注意保暖。

（5）分娩后采取半卧位，有利于恶露及炎性渗出物的排出。

（6）注意饮食营养，加强身体防御能力。

产后腹痛

【概述】

产妇在产褥期发生与分娩或产褥有关的小腹疼痛，称产后腹痛。本病以新产妇多见，一般于产后1~2天出现，3~4天自行消失，少数疼痛剧烈或持续时间较长者需要治疗。本病属中医学"儿枕痛"范畴。

【临床表现】

产后腹痛一般于产后1～2天出现，3～4天自行消失，少数疼痛剧烈，难以忍受，或腹痛持续时间较长不得缓解，一般无畏寒发热等症。

【刮痧治疗】

取穴

子宫、气海、关元、天枢至归来、膈俞、合谷、三阴交、血海、太冲。

操作方法

先刮子宫、气海、关元、天枢至归来、中极（图7-24），再刮三阴交、血海（图7-25）、合谷（图7-26）、太冲（图7-27），最后刮膈俞（图7-28）。

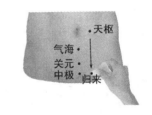

图7-24　刮气海、关元、天枢至归来、中极

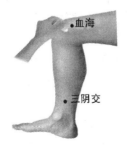

图7-25　刮血海、三阴交

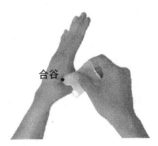

图7-26　刮合谷

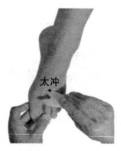

图 7-27　刮太冲

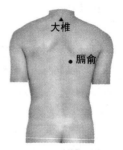

图 7-28　刮膈俞

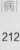

【注意事项】

　　治疗应配合妇科检查，以排除子宫内是否有胎盘残留或感染。

产后缺乳

【概述】

　　产妇在哺乳时乳汁甚少或全无，不够甚至不能喂养婴儿者，称为产后缺乳。乳汁的分泌与乳母的精神、情绪、营养状况、休息和劳动都有关系。乳汁过少可能是由乳腺发育较差，产后出血过多或情绪欠佳等因素引起，感染、腹泻、便溏等也可使乳汁缺少，或因乳汁不能畅流所致。缺乳的程度和情况各不相同：有的开始哺乳时缺乏，以后稍多但仍不充足；有的全无乳汁，完全不能喂乳；有的正常哺乳，突然高热或七情过极后，乳汁骤少，不足于喂养婴儿。妊娠、分娩、哺乳是女性生理特点，是女性激素的一种正常调节。不哺乳不但影响婴儿的健康成长，也不利于产妇的康复，甚至会增加乳腺病的机会。因此，应大力提倡产后正常哺乳，对缺乳者应积极治疗。

【临床表现】

产妇乳汁少或全无，或乳房胀满，乳汁不行，伴面色无华、心悸、气短或胸腹胀满。

【刮痧治疗】

取穴　　膈俞至胃俞、膻中、中脘、足三里、期门、太冲、少泽。

操作方法　　先刮膈俞至胃俞，再刮足三里、期门（图7-29）、太冲（图7-30）、少泽，最后刮膻中和中脘（图7-31）。

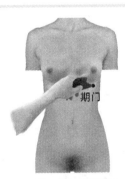

图 7-29　刮期门

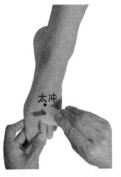

图 7-30　刮太冲

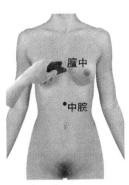

图 7-31　刮膻中、中脘

【注意事项】

（1）母婴同室，及早哺乳。

（2）养成良好的哺乳习惯，按需哺乳，勤哺乳，一侧乳房吸空后再吸另一侧。若乳儿未吸空，应将多余乳汁挤出。

（3）要保证产妇充分的睡眠和足够的营养。少食多餐，多食新鲜蔬菜、水果，多饮汤水，多食催乳食品，如花生米、黄花菜、木耳、香菇等。

（4）产妇宜保持乐观、舒畅的心情。

产后便秘

【概述】

产后便秘时指产妇产后饮食如常，但大便数日不行或排便时干燥疼痛，难以解出的病症，或称产后大便难，是最常见的产后病之一。

【临床表现】

产后大便数日不行或排便时干燥疼痛，难以解出。

【刮痧治疗】

取穴

肺俞、大肠俞、支沟、中脘、气海、天枢、血海、三阴交。

操作方法

　　先刮肺俞、大肠俞（图7-32），再刮中脘、气海和天枢（图7-33），然后刮支沟（图7-34），最后刮血海和三阴交（图7-35）。

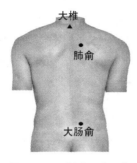

图 7-32　刮肺俞、大肠俞

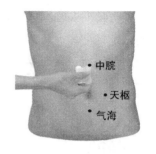

图 7-33　刮中脘、气海、天枢

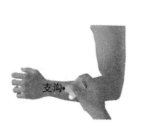

图 7-34　支沟

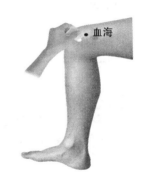

图 7-35　刮血海

【注意事项】

　　（1）注意饮食结构，宜多吃含纤维的食物，如蔬菜、水果。

　　（2）加强产后锻炼，不要产后1个月不下床，要适当活动，坚持做产后保健操，养成定时大便的习惯。

女性不孕症

【概述】

育龄期夫妇同居2年以上，男方生殖功能正常，未采取避孕措施而未能怀孕者，称为不孕症。其中，从未受孕者称原发性不孕，曾有生育或流产又连续2年以上不孕者，称继发性不孕症。造成不孕的原因包括排卵障碍，以及输卵管、子宫、子宫颈因素等。

【临床表现】

结婚2年以上，或曾生育或流产后2年以上，夫妇同居，男方检查生殖功能正常，未采取避孕措施而不受孕者。

【刮痧治疗】

取穴

气海、关元至中极、足三里、三阴交、肾俞、阴陵泉、太溪。

操作
方法

先刮气海、关元至中极（图7-36），再刮肾俞（图7-37），最后刮阴陵泉、足三里、三阴交、太溪（图7-38）。

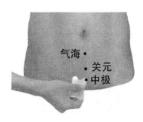

图7-36　刮气海至中极

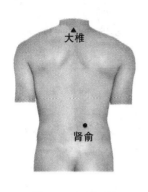

图 7-37　刮肾俞

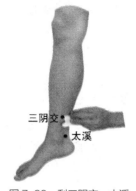

图 7-38　刮三阴交、太溪

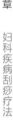

【注意事项】

　　讲究经期卫生，及时调治各种妇科疾病；保持心情乐观舒畅；注意适当休息，避免劳累。

慢性盆腔炎

【概述】

　　慢性盆腔炎是指女性内生殖器及其周围结缔组织、盆腔腹膜的慢性炎症。其主要临床表现为月经紊乱、白带增多、腰腹疼痛及不孕等，如已形成慢性附件炎，则可触及肿块。本病属中医学"癥瘕""月经不调""带下"的范畴。

【临床表现】

　　病程时间较长，下腹部坠胀、疼痛及腰骶部酸痛，常在劳累、性交、月经前后加剧。全身症状多不明显，有时可有低热，易感疲劳。有的可导致继发性不孕症。

【刮痧治疗】

中极、关元、水道、归来、大赫、气穴、次髎、胞肓、肾俞。

先刮中极、归来（图7-39）、关元、水道、大赫、气穴，再刮肾俞、次髎、胞肓（图7-40）。

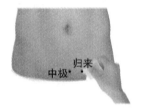

图7-39　刮中极、归来

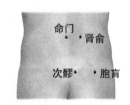

图7-40　刮肾俞、次髎、胞肓

【注意事项】

（1）注意经期、孕期及产褥期的卫生。

（2）注意饮食营养，加强锻炼，增强体质。

（3）人工流产术、放置避孕环术、诊断性刮宫术等宫腔手术后，应行抗感染治疗，预防感染。

（4）积极治疗急性盆腔炎以防转为慢性盆腔炎。

第八章

皮肤科疾病刮痧疗法

带状疱疹

【概述】

　　带状疱疹是由水痘带状疱疹病毒引起的急性炎症性皮肤病。其主要特点为簇集水疱，沿一侧周围神经作群集带状分布，伴有明显的神经痛。初次感染表现为水痘，以后病毒可长期潜伏在脊髓后根神经节，免疫功能减弱可诱发水痘带状疱疹病毒可再度活动，生长繁殖，沿周围神经波及皮肤，发生带状疱疹。带状疱疹患者一般可获得对该病毒的终生免疫，但亦有反复多次发作者。本病以中老年者及长期服用类固醇皮质激素或免疫抑制剂者多见。本病属中医学"缠腰火龙""缠腰火丹""蛇丹"的范畴。

【临床表现】

　　本病好发于胸背、面、颈、腰腹部等，发病前常有轻度发热、疲倦乏力、全身不适、皮肤灼热疼痛等症状，也可无前驱症状直接发病，出现单侧皮疹，沿皮肤神经分布，出现于身体的某一侧，排列成带状，刺痛，局部出现不规则红斑，随之在红斑上生出数个粟粒至绿豆大成群皮疹，迅即变为水疱，透明，疱群间皮肤正常；疱疹发生于三叉神经眼支者，可以发生结膜及角膜疱疹，导致角膜溃疡而引起失明，侵犯面神经和听神经时，出现耳壳及外耳道疱疹，可伴有耳及有乳突深部疼痛、耳鸣、耳聋、面神经麻痹以及舌前1/3年味觉消失。皮疹消退后可留色素沉着。有些患者可在皮疹完全消退后仍遗留神经痛。

【刮痧治疗】

取穴　　肺俞、风门、期门、血海、三阴交、太冲。

操作方法

先刮风门、肺俞（图8-1），再刮期门（图8-2），最后刮血海、三阴交（图8-3）、太冲（图8-4）。

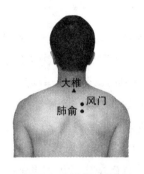

图8-1 刮风门、肺俞

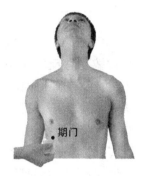

图8-2 刮期门

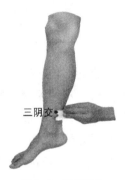

图8-3 刮三阴交

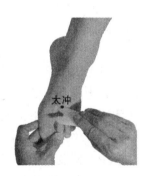

图8-4 刮太冲

【注意事项】

（1）合理营养饮食，加强体育锻炼，增强体质，提高机体抗病能力。

（2）预防上呼吸道感染，口腔、鼻腔的炎症应积极治疗。

荨麻疹

【概述】

荨麻疹俗称风团、风疹团、风疙瘩、风疹块，是一种常见的皮肤过敏变态反应疾病。荨麻疹常见致病因素有食物（鱼、虾、牛奶、啤酒等）、植物（荨麻、漆、花粉等）、药物（青霉素、血清、呋喃唑酮等）、肠寄生虫（蛔虫、蛲虫等）、物理因子（冷、热等）。此外，感染、病毒、细菌真菌、胃肠功能紊乱、内分泌紊乱、全身性疾病（风湿热、系统性红斑狼疮等）、精神紧张等亦可成为荨麻疹的致病原因。各种因素致使皮肤黏膜血管发生暂时性炎性充血与大量液体渗出，造成局部水肿性的损害而出现皮疹。

【临床表现】

（1）皮肤各处出现数目不定、大小不等的红色丘疹，淡红或瓷白，高出皮面，境界清楚，形态不规则，有剧烈的瘙痒，数小时内风团逐渐消失，不留痕迹，但可发生新的风团，此起彼伏，一日内可发生多次，严重者有烦躁、心慌、恶心、腹痛等症状。

（2）累及黏膜时可有腹痛、腹泻、呕吐，严重者喉头水肿可引起呼吸困难，出现窒息感。

（3）伴有发热、胸闷、轻微头痛等类似感冒症状。

（4）慢性荨麻疹表现为风团反复发作，时多时少，病情缠绵，多年不愈。

【刮痧治疗】

取穴　　风府、大椎、膈俞、曲池、合谷、血海、足三里。

操作方法

先刮风府、大椎、膈俞（图8-5），再刮合谷（图8-6）、曲池（图8-7），最后刮血海（图8-8）、足三里。

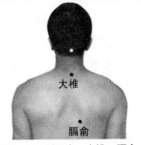

图8-5 刮风府、大椎、膈俞

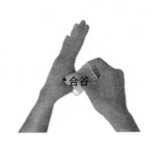

图8-6 刮合谷

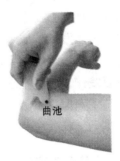

图8-7 刮曲池

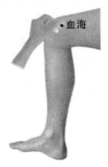

图8-8 刮血海

【注意事项】

（1）饮食宜清淡，避免刺激及易致敏食物，戒烟酒，保持大便通畅。

（2）室内禁止放花卉及喷洒杀虫剂以防再次致敏。

湿疹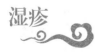

【概述】

湿疹是一种常见的由多种内外因素引起的表皮及真皮浅层的炎

症性皮肤病，是一种常见的过敏性皮肤病。本病以皮疹多样性，对称分布、剧烈瘙痒反复发作、易演变成慢性为特征。可发生于任何年龄任何部位，任何季节，但常在冬季复发或加剧，有渗出倾向，慢性病程，易反复发作。本病属中医学"湿毒疮""湿气疮"的范畴。

【临床表现】

多发生于5岁以内的儿童，亦可见于成人。皮疹好发于头面、耳后、四肢、手足、阴囊、女阴、肛门等部位。皮疹为红色疙瘩，或皮肤潮红而有许多密集或散发性的粟米大小的红色丘疹或水疱，瘙痒或皮肤溃烂，渗出液较多，常伴有大便干结、小便黄、心烦口渴等症。慢性多经常反复发作，缠绵不愈，多出现鳞屑、苔藓样变等损害，皮肤遗留色素沉着及浅表性瘢痕。

【刮痧治疗】

取穴　　　肺俞、曲池、委中、阴陵泉、神门、大椎。

操作
方法　　　先刮大椎、肺俞（图8-9），再刮曲池（图8-10）、神门、委中（图8-11），最后刮阴陵泉（图8-12）。

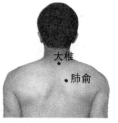

图 8-9　刮大椎、肺俞

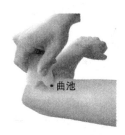

图 8-10　刮曲池

刮痧
疗法治百病

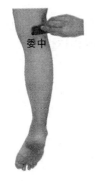

图8-11 角刮委中

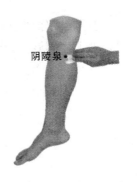

图8-12 刮阴陵泉

【注意事项】

（1）湿疹患者饮食宜清淡，忌鱼、虾等海鲜食品及辛辣刺激性食物，忌酒。

（2）保持皮肤清洁卫生，避免搔抓、烫洗及使用碱性肥皂。

神经性皮炎

【概述】

神经性皮炎是一种常见的慢性皮肤病，特点是皮肤有局限性苔藓样变，伴有阵发性瘙痒，又名慢性单纯性苔藓。皮损好发于颈侧、项部、四肢、骶尾部，亦可发生于外阴及头皮部，常为对称性。皮损局限者称局限性神经性皮炎，最为多见。本病多见于中年，儿童极少发病。本病属中医学"牛皮癣"的范畴。

【临床表现】

皮疹好发于颈项部、四肢及腰骶部、腘窝、外阴；自觉剧痒，病程长，可反复发作或迁延不愈；局部瘙痒难忍，经反复搔抓摩擦后，局部出现粟粒状绿豆大小的圆形或多角形扁平丘疹、呈肤色、淡红或淡褐色，稍有光泽，以后皮疹数量增多且融合成片，成为典型的苔藓样皮损，皮损大小形态不一，四周可有少量散在的扁平丘疹。

【刮痧治疗】

风池、大椎、膈俞、肺俞、血海、足三里、委中。

先刮风池、大椎、肺俞和膈俞（图8-13），再刮血海、足三里和委中（图8-14）。

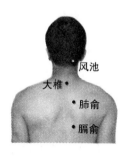

图8-13　刮风池、大椎、肺俞和膈俞

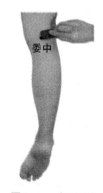

图8-14　角刮委中

【注意事项】

（1）饮食忌辛辣刺激性食物，忌搔抓，忌用热水及肥皂洗擦。
（2）保持心情愉悦，避免精神紧张。

白癜风

【概述】

白癜风是一种常见的色素脱失性皮肤病，临床表现以局部或泛发性色素脱失，形成白斑为特征。全身任何部位均可发生，除皮肤呈现色素脱失、减退变白外，黏膜如口唇、阴唇、龟头等处也可出现颜色减退、变白，特别好发于阳光曝晒及摩擦受损伤的部位。白癜风的病因目前尚未完全清楚，多认为遗传因素、免疫功能失调、精神因素、黑色素细胞自身破坏、体内微量元素代谢失调均为本病的发病因素。本病属中医学"白驳风""白癜"等范畴。

【临床表现】

男女均可发病，可发于任何年龄，以青年多见。好发部位依次为面颈、腹髂、手足、四肢、胸背、外生殖器、肛周、口唇、龟头。初发时为点状或片状色素减退斑，一片或数片，因黑色素未完全脱失，呈淡白色，与正常皮肤分界不清，皮损逐渐发展扩大，黑色素完全脱失，与正常皮肤分界清楚，呈乳白色或瓷白色，大小不等，形状不定，可为圆形、椭圆形、地图形等。数目不等，从单个皮损到多发白斑。病程缓慢，缠绵难愈。

【刮痧治疗】

取穴 风池、肺俞、中脘、曲池、血海、三阴交。

先刮风池、肺俞（图8-15），再刮中脘（图8-16），然后刮曲池（图8-17），最后刮血海（图8-18）、三阴交（图8-19）。

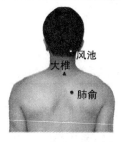

图 8-15　刮风池、肺俞

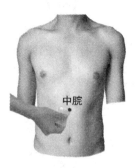

图8-16　刮中脘

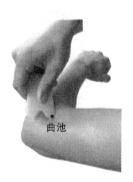

图8-17　刮曲池

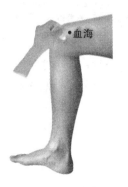

图8-18　刮血海

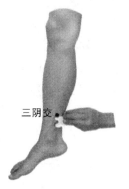

图8-19　刮三阴交

【注意事项】

（1）要保持心情愉悦，避免精神紧张。

（2）忌酒，勿食辛辣之品以及富含维生素C的食品（维生素C可诱发或加重白癜风），如橘子、葡萄、山楂、猕猴桃等。平时多吃一些含有酪氨酸及矿物质的食物，肉、动物肝脏、蛋、奶、菜、豆、花生、黑芝麻、核桃等。

（3）不可在大太阳底下曝晒，以防扩散。

痤疮

【概述】

痤疮又叫青春痘，是由于毛囊及皮脂腺阻塞、发炎所引发的一种皮肤病。发患人群是以15～30岁为主的青年男女，所以才称它为青春痘。30岁以后病情一般可减轻或自愈。

【临床表现】

皮肤出现毛囊性丘疹，中央有一黑点，称黑头粉刺；周围色红，挤压有米粒样白色脂栓排出，另有无黑头、成灰白色的小丘疹，称白头粉刺。若发生炎症，粉刺发红，顶部可见小脓疱。脓包破溃痊愈后，可遗留暂时色素沉着或有轻度凹陷的瘢痕，有的形成结节、脓肿、囊肿及瘢痕等多种形态的伤害，甚至破溃后形成多个窦道和瘢痕，严重者呈橘皮脸。发病部位以颜面为多，亦可见于胸背上部及肩胛处，胸前、颈后、臀部等处。自觉症状可见稍有瘙痒或疼痛，病程缠绵，此愈彼起。一般在30岁后自然消失，有的可迁延数年或十余年。

取穴

肺俞、肾俞、膈俞、曲池、合谷、血海、足三里、丰隆。

操作方法

先刮肺俞、膈俞、肾俞（图8-20），再刮曲池（图8-21）、合谷（图8-22），最后刮血海、足三里和丰隆（图8-23）。

230

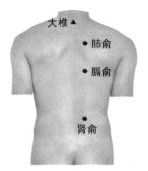

图 8-20　刮肺俞、膈俞、肾俞

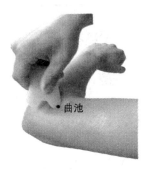

图 8-21　刮曲池

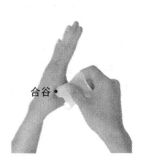

图 8-22　刮合谷

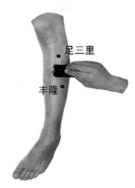

图 8-23　刮足三里、丰隆

【注意事项】

（1）注意保持面部清洁。

（2）多吃蔬菜和水果，少吃脂肪、糖类和辛辣的刺激性食物，保持大便通畅。

（3）切忌用手去挤压粉刺，以免引起化脓发炎，脓疮破溃吸收后形成瘢痕和色素沉着，影响美观。

色斑

【概述】

　　色斑包括雀斑、黑斑、黄褐斑和老年斑等，属色素障碍性皮肤病。雀斑是一种好发于颜面、颈部及手背部的黄褐色或暗褐色色素斑点，多在6岁左右出现，常随年龄的增长而增多。黑斑多发生在面部，呈黑色斑块，常见于女性，与长时间暴晒、化妆品过敏和内分泌失调、精神压力大等有密切关系。黄褐斑是发生于面部的淡褐色或褐色斑，为一种常见的色素沉着性皮肤病。黄褐斑多发于中年妇女，是一种后天性局限性色素增多疾病，也称蝴蝶斑、妊娠斑等。老年斑，全称为"老年性色素斑"，是指在老年人皮肤上出现的一种脂褐质色素斑块，属于一种良性表皮增生性肿瘤，一般多出现在面部、额头、背部、颈部、胸前等，有时候也可能出现在上肢等部位。老年斑大多在50岁以后出现，多见于高龄老人，故民间也称其为"寿斑"。

【临床表现】

　　头面部或肌肤局部出现雀斑、黑斑、黄褐斑和老年斑，或色素沉着等肤色变异现象。

【刮痧治疗】

 风池、肺俞、肾俞、血海、阴陵泉、足三里。

 先刮风池、肺俞、肾俞，再刮血海、阴陵泉、足三里。

【注意事项】

（1）保持心情愉悦，避免精神紧张，保证充足的睡眠。

（2）注意不要长时间在阳光下暴晒，慎用各种化妆品。

（3）宜多吃新鲜水果蔬菜，少食辛辣刺激性食物。

酒渣鼻

【概述】

　　酒渣鼻是发于鼻部的一种慢性炎症皮肤病。临床表现为外鼻皮肤发红，鼻尖最为显著。由于局部皮脂腺分泌旺盛，鼻子显得又红又亮，病情进一步发展，皮肤会增厚，甚至长出小脓疱或皮疹，外观粗糙不平，类似酒糟样。本病多发于中年人，女性多于男性，但男性患者病情较重。本病的发生和螨虫感染以及嗜烟酒及辛辣刺激性食物、习惯性便秘、内分泌失调等因素有关。

【临床表现】

　　主要症状为鼻面部出现红斑、丘疹、脓疱、日久生有鼻赘。初起以鼻为中心的颜面中部发生红斑，伴有毛细血管扩张，以鼻尖、鼻翼处明显，病情继续发展时出现成批痤疮样皮疹、脓疱，鼻端出现绿豆大小的结节，毛细血管扩张加重，毛囊口扩大，呈橘皮样改变，少数严重患者出现鼻端结节增大形成鼻赘。

【刮痧治疗】

取穴

　　印堂、内庭、肺俞、胃俞、大椎、行间、血海。

操作方法

　　先刮印堂（图8-24），再刮大椎、肺俞、胃俞，然后刮血海（图8-25），最后刮内庭、行间（图8-26）。

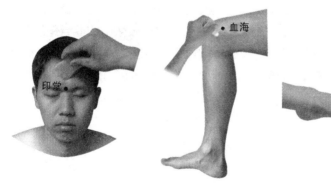

图8-24　刮印堂　　　　图8-25　刮血海　　　　图8-26　刮行间

【注意事项】

　　（1）本病初起时，应尽早治疗，防止病情发展加重。

（2）戒烟酒，少食辛辣、油腻食物。

（3）经常洗脸，保持面部尤其是鼻部周围的卫生。

斑秃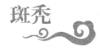

【概述】

斑秃为一种骤然发生的斑状脱发，目前病因尚不明了。神经精神因素被认为是一个重要因素。不少病例发病前有神经精神创伤如长期焦急、忧虑、悲伤、精神紧张和情绪不安等现象。有时患者在病程中，这些精神因素可使病情迅速加重。遗传因素也可能成为发病原因之一。本病俗称"鬼剃头"，属中医学"油风"范畴。

【临床表现】

本病常于无意中发现或被他人发现，无自觉症状，少数病例在发病初期患处可有轻度异常感觉。初起为1个或数个边界清楚的圆形或椭圆形脱发区，直径1～2厘米或更大。脱发现象继续增多，每片亦扩展，可互相融合形成不规则形。如继续进展可以全秃。严重者眉毛、睫毛、腋毛、阴毛和全身毫毛也都脱落，即为普秃。

【刮痧治疗】

 取穴

　　百会、头维、风池、风府、阿是穴（脱发区）、肝俞、肾俞。

操作方法

先刮阿是穴（脱发区），再刮百会、风池、风府（图8-27）、头维（图8-28），最后刮肝俞和肾俞（图8-29）。

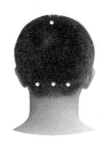

图 8-27　刮百会、风府、风池

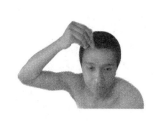

图 8-28　刮头维

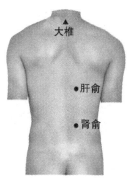

图 8-29　刮肝俞、肾俞

【注意事项】

（1）生活作息应有规律，保证充足的睡眠，忌疲劳过度，保持情绪稳定，忌焦躁、忧虑。

（2）斑秃患者忌用碱性强的洗发剂，因洗发水中的强碱性物质对毛囊有极大的损害作用，可加速毛囊的萎缩而加重病情。

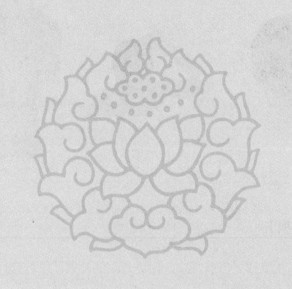

第九章

五官科疾病刮痧疗法

沙眼

【概述】

沙眼是由沙眼衣原体引起的一种慢性传染性结膜角膜炎，是眼科常见病症之一，也是致盲眼病之一。因其在睑结膜表面形成粗糙不平的外观，形似沙粒，故名沙眼。本病病变过程早期结膜有浸润如乳头、滤泡增生，同时发生角膜血管翳；晚期由于受累的睑结膜发生瘢痕，以致眼睑内翻畸形，加重角膜的损害，可严重影响视力甚至造成失明。本病属中医学"椒疮"范畴。

【临床表现】

多为急性发病，眼部有异物感、畏光、流泪，黏液或黏液性分泌物增多，眼睑红肿，结膜明显充血。数周后急性症状消退，进入慢性期，此时可无任何不适或仅觉眼易疲劳。如有重复感染，病情加重，角膜上有活动性血管翳时，刺激症状变为显著，视力减退。晚期可留后遗症，如睑内翻、倒睫、角膜溃疡及眼球干燥等，严重者影响视力甚至失明。

【刮痧治疗】

取穴

肝俞、光明、风池、阳白、攒竹、瞳子髎、承泣、四白。

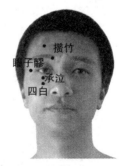

图 9-1　点揉阳白、攒竹、瞳子髎、承泣和四白

先刮风池、肝俞，再刮光明，最后点揉阳白、攒
竹、瞳子髎、承泣和四白（图9-1）。

【注意事项】

培养良好卫生习惯，不共用毛巾脸盆，经常消毒毛巾脸盆。

白内障

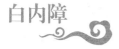

【概述】

白内障是晶状体或其囊膜失去正常的透明性，发生局部或全部
晶状体浑浊而影响视力的一种常见的眼科病症。在世界范围内白内
障是致盲的首要病因，现在世界上大约有2000万人因白内障而致
盲，另有1亿白内障患者需要手术恢复视力，在大多数的非洲和亚
洲国家，白内障至少占盲人的一半。白内障多见于50岁以上中老年
人。本病属中医学"眼内障""圆翳内障"的范畴。

【临床表现】

视物模糊，可有怕光、看物体颜色较暗或呈黄色，甚至复视
（双影）及看物体变形等症状。

【刮痧治疗】

睛明、攒竹、鱼腰、风池、肝俞、肾俞、足三里。

先点揉头面部睛明、攒竹、鱼腰，再刮风池，然后刮肝俞、肾俞（图9-2），最后刮足三里（图9-3）。

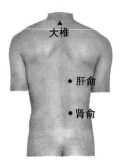

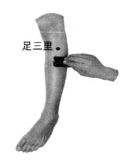

图9-2 刮肝俞、肾俞   图9-3 刮足三里

【注意事项】

（1）积极防治眼部及全身性慢性病，尤其是糖尿病患者，易并发白内障。

（2）饮食宜含丰富的蛋白质、钙、微量元素，多食含维生素A、B族维生素、维生素C、维生素D的食物。

（3）实践证实吸烟者更易患白内障。

假性近视

【概述】

假性近视是相对真性近视而言的。真性近视是由于先天或后天的因素而造成眼球前后径变长，平行光线进入眼内后在视网膜前形成焦点，引起视物模糊。而假性近视是在看远处物体时还有部分调节作用参加。这是由于经常不正确的用眼，眼睛得不到应有的休息，睫状肌持续收缩、痉挛，晶状体也随之处于变厚的状态而导致视远不清的现象。患假性近视的人多为用眼不卫生者，特别是中、小学生比较突出。青少年、儿童读书期间用眼过度及不注意用眼卫生，使睫状肌经常处于持续紧张的收缩状态，从而引起睫状肌痉挛，导致看远处东西模糊不清；如果睫状肌的痉挛状态得以解除，晶状体就可以恢复变平，视力则恢复正常。假性近视如果能够及时纠正和治疗，视力可以恢复正常。如果日久不治就会发展成真性近视。

【临床表现】

视远处东西模糊不清，移近则清楚。

【刮痧治疗】

 取穴
风池、肝俞、肾俞、光明、攒竹、鱼腰、瞳子髎、承泣、四白。

操作方法
先刮风池、肝俞、肾俞，再刮光明，最后点揉攒竹、鱼腰、瞳子髎（图9-4）、承泣、四白。

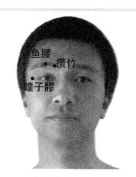

图9-4　点揉攒竹、鱼腰、瞳子髎

【注意事项】

（1）必须从小培养良好的用眼习惯。连续看书或用电脑等时间不宜过久。

（2）坚持做眼保健操。

（3）写字读书要有适当的光线，光线宜自然柔和明亮、不可太暗也不可刺眼。

（4）应多吃含维生素较丰富的食物，如各种蔬菜及动物的肝、蛋黄等。

耳鸣

【概述】

耳鸣是患者耳内或头内有声音的主观感觉，但外界并无相应的声源存在。患者可感觉耳内有蝉鸣声、嗡嗡声、嘶嘶声等单调或混杂的响声。耳鸣的病因比较复杂，一般可分为两大类：一类是耳源性疾病（即与耳部疾病相关），往往伴有听力下降，如由耳毒性药物中毒、病毒感染、内耳供血不足等引起；另一类是非耳源性疾病，这类患者除了有耳鸣外，常伴有相应疾病的其他症状，如心血管疾病、高血压病、糖尿病、脑外伤等。

【临床表现】

患者感觉耳内有蝉鸣声、嗡嗡声、嘶嘶声等单调或混杂的响声，可伴见头痛、头胀、烦躁、心悸易怒、腰酸等症。

【刮痧治疗】

取穴　　肝俞至肾俞、百会、命门、关元、太溪、头临泣、足临泣、血海、太冲、神门、中渚。

先刮百会（图
9-5），再刮肝俞至肾
俞、命门（图9-6），最
后刮关元（图9-7）、太
溪、头临泣、足临泣、
血海、太冲（图9-8）、
神门（图9-9）、中渚。

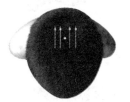

图9-5 刮百会

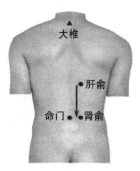

图9-6 刮肝俞至肾俞、命门

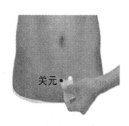

图9-7 刮关元

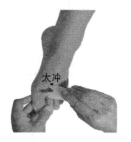

图9-8 刮太冲

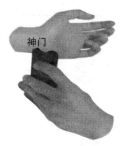

图9-9 刮神门

【注意事项】

耳鸣是慢性疾病，需要坚持治疗才能收效，保持心情愉悦，劳
逸结合，饮食忌辛辣之品，戒烟限酒。

慢性鼻炎

【概述】

慢性鼻炎是鼻腔黏膜和黏膜下层的慢性炎症。临床上常见的有慢性单纯性鼻炎和慢性肥厚性鼻炎两种。慢性单纯性鼻炎表现为鼻黏膜的慢性充血肿胀，慢性肥厚性鼻炎则见鼻黏膜和鼻甲骨的增生肥厚。

【临床表现】

慢性单纯性鼻炎症状主要为鼻塞和多涕，鼻塞多为间歇性和交替性，活动时鼻塞减轻，夜间、寒冷或静坐时加重，鼻涕常为黏液性，较黏稠。慢性肥厚性鼻炎症状为鼻塞重，多呈持续性，鼻涕不多，呈黏液性或脓性，不易擤出，易产生慢性咽炎和咳嗽，常伴有耳鸣、听力减退、头昏、头痛、失眠、精神萎靡等。

【刮痧治疗】

 取穴

百会、风池、风门、曲池、手三里、合谷、上星、攒竹、迎香、印堂。

 操作方法

先刮百会、风池（图9-10）、风门、曲池、手三里、合谷（图9-11），再点揉上星、攒竹、迎香、印堂。

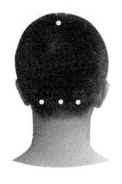

图9-10　刮百会、风池

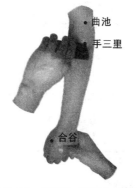

图9-11　刮曲池、手三里、合谷

【注意事项】

（1）鼻炎患者应劳逸结合，保证充足睡眠，避免受凉，戒烟酒。

（2）加强体育锻炼，如晨跑、冷水浴或冷水洗脸等运动，增强身体抵抗力。

鼻出血

【概述】

鼻出血是耳鼻喉科常见病。鼻出血既可由鼻腔本身病变引起，也可由鼻周乃至全身性病变引起。一般局部原因（如创伤、鼻腔病变）引起的鼻出血常表现为一侧鼻出血，而全身性原因（全身疾病）引起的鼻出血多表现为双侧同时出血或交替出血。出血部位大多在鼻中隔前下部的易出血区，儿童鼻出血绝大多数在这一部位；青年人也以鼻腔前部出血为主，少数严重的出血发生在鼻腔后部；中老年人的鼻出血常与鼻咽癌、高血压、动脉硬化、肾炎、血液系统疾病等有关。

鼻出血可见一侧或双侧，出血量或多或少，有的仅表现为鼻腔有几滴血流出或在回缩的鼻涕中混有一些血丝、血块。有的出血量较多，来势凶猛，甚至可因出血过多而引起休克。

【刮痧治疗】

 取穴

大椎、风池、上星、通天、合谷、迎香。

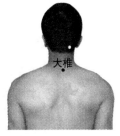

 操作方法

先刮风池、大椎（图9-12），再刮上星、通天，然后刮迎香，最后刮合谷。

图9-12　刮风池、大椎

【注意事项】

平时应禁食辛辣刺激食物，以免资助火热，加重病情。要注意锻炼身体，天气干燥时，应饮服清凉饮料。

牙痛

【概述】

牙痛是指牙齿因各种原因引起的疼痛而言，为口腔疾患中常见的症状之一，可见于龋齿、牙髓炎、根尖周围炎和牙本质过敏等疾病。遇冷、热、酸、甜等刺激时牙痛发作或加重，属中医学的"牙宣""骨槽风"等范畴。

【临床表现】

剧烈牙痛，牙龈红肿，口臭难闻，可伴有局部发热，喜漱冷水等症，或表现为牙痛隐隐，时轻时重，牙龈萎缩，口臭不显，无局部发热，喜漱热水等症。

【刮痧治疗】

取穴 胃俞至肾俞、下关、颊车、内庭、合谷、太溪。

操作方法 先刮胃俞至肾俞（图9-13），再点揉下关（图9-14）、颊车（图9-15）、内庭、合谷和太溪（图9-16）。

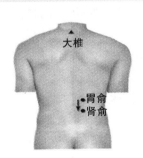

图9-13 刮胃俞至肾俞

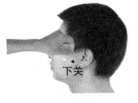

图9-14 点揉下关

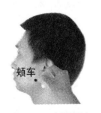

图9-15 点揉颊车

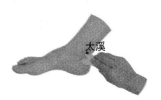

图9-16 点揉太溪

【注意事项】

刮痧对于牙龈炎、牙周炎、牙神经痛、下颌关节炎等疾病引起者疗效较好。但若有龋齿、牙齿松动者应及时到口腔科就诊，不宜使用刮痧疗法。

口腔溃疡

【概述】

口腔溃疡是指发生在口腔黏膜上的浅表性溃疡，是临床常见病、多发病。溃疡面如米粒至黄豆大小、成圆形或卵圆形，溃疡面中央凹陷、周围潮红，可因刺激性食物引发疼痛，一般1~2周可以自愈。可1年发病数次，也可以1个月发病几次，甚至新旧病变交替出现。民间一般称之为上火，但是西医学认为绝大多数口腔溃疡是由于感染病毒所致。本病属中医学"口疮"范畴。

【临床表现】

起初在病损局部发紧发涩，有灼热感或轻微疼痛，溃疡形成时出现灼热样剧烈疼痛，进食或受酸咸热辣食物刺激时疼痛加剧。病情严重者溃疡数目多，溃疡面积大，疼痛更剧烈，常有流涎，说话不便，饮食困难，有些患者出现发热、头痛、咽喉痛、颌下淋巴结肿大压痛，伴口渴口臭等症。有些患者反复发作，缠绵难愈。

【刮痧治疗】

取穴

心俞、脾俞、合谷、太溪、三阴交、地仓、颊车。

操作方法

先刮心俞、脾俞（图9-17），再刮地仓、颊车（图9-18），然后刮合谷（图9-19），最后刮三阴交、太溪（图9-20）。

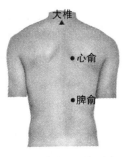

图9-17　刮心俞、脾俞

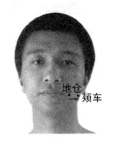

图9-18　刮地仓、颊车

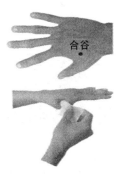

图9-19　刮合谷

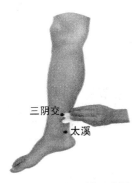

图9-20　刮三阴交、太溪

【注意事项】

（1）注意口腔卫生，避免损伤口腔黏膜，避免辛辣性食物和局部刺激。

（2）保证充足的睡眠时间，避免过度疲劳。

（3）加强体育锻炼，增强体质。

慢性咽炎

【概述】

慢性咽炎即咽黏膜慢性炎症。以咽部不适，发干、异物感或轻度疼痛、干咳、恶心，咽部充血呈暗红色，咽后壁可见淋巴滤泡等为主要临床表现。慢性咽炎患者，因咽分泌物增多，故常有清嗓动作，吐白色痰液。本病属中医学"咽喉肿痛"范畴。

【临床表现】

多发于成年人，症状多见咽部不适，发干、异物感或轻度疼痛、干咳、恶心，咽部充血呈暗红色，咽后壁可见淋巴滤泡。

【刮痧治疗】

取穴　　太溪、照海、鱼际、天突、少商、商阳、丰隆。

操作方法　　先刮颈部天突（图9-21），再刮鱼际，放痧少商、商阳，最后刮丰隆（图9-22）、照海、太溪（图9-23）。

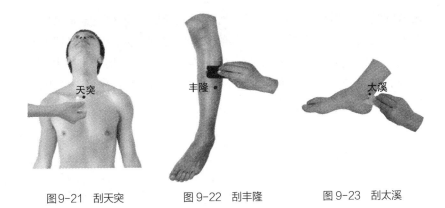

图9-21 刮天突　　　　　图9-22 刮丰隆　　　　　图9-23 刮太溪

【注意事项】

（1）戒烟酒、忌辛辣食品。

（2）避免过度用嗓。

（3）患者可饮药茶，该法既方便，又可持久，对慢性咽炎很有好处，如在茶里加生地、沙参、麦冬等，天天饮用。

咽神经官能症

【概述】

咽神经官能症是以咽喉中常有异物感，但不影响进食为特征的病症。本病属中医学"梅核气"范畴，如梅核阻于喉头，咯之不出，咽之不下，故名。本病多发于女性。

【临床表现】

此病既无全身病变，更无前驱症状。唯觉喉头有异物感，无疼痛，往往在工作紧张时或睡着后或专心做事时可以完全消失，闲暇无事或情志不畅时异物感明显，当吞咽口涎或空咽时更觉明显吐之不出，咽之不下，而进食时，则毫无梗阻感觉。很多患者恐惧是喉癌或食道癌而致思想负担沉重。借助现代仪器局部检查及X线吞钡检查并未发现器质性病变。常伴有精神抑郁，心烦疑虑，胸胁胀满，纳呆，困倦，消瘦等。

【刮痧治疗】

取穴　　大椎、大杼、膏肓、神堂、身柱、膈俞、肝俞、三阴交。

操作方法　　先刮背部大椎、大杼、膏肓、神堂、身柱、膈俞、肝俞（图9-24），再刮三阴交（图9-25）。

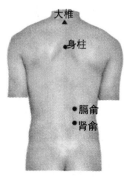

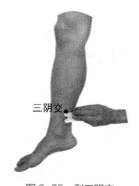

图9-24　刮大椎、身柱、膈俞、肝俞　　　　图9-25　刮三阴交

【注意事项】

（1）调节情志，保持心情舒畅。

（2）少食辛辣食物。

（3）加强体育锻炼，增强体质。

第十章

刮痧保健

减肥

　　刮痧减肥是指通过刮拭人体体表特定部位和穴位来达到减少体内多余脂肪的一种刮痧疗法。西医学认为刮痧有加快新陈代谢，促进体内毒素排出，促进脂质代谢，调节神经体液，增强免疫功能的作用，故能起到减轻体重，纠正亚健康状态和防病治病的作用。在刮痧的过程中，可根据具体肥胖部位选择相应经络和穴位进行刮痧。

【刮痧操作】

取穴　　身柱至命门、中脘、气海至关元、丰隆、上巨虚、阴陵泉、三阴交。

操作方法　　先刮身柱至命门（图10-1），再刮中脘、气海至关元（图10-2），最后刮丰隆、上巨虚、阴陵泉、三阴交（图10-3）。

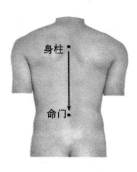

图10-1　刮身柱至命门

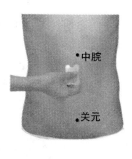

图10-2　刮中脘至关元

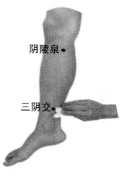

图10-3　刮阴陵泉、三阴交

【注意事项】

减肥治疗的同时必须加强体育锻炼和节制饮食，少食高糖、高脂、高热量的食物，多食水果、蔬菜。

保健

保健刮痧是指通过刮拭人体体表特定部位和穴位来达到预防疾病、强身健体、延年益寿目的的一种刮痧疗法。保健刮痧适用于健康人预防疾病、慢性疾病的保健以及亚健康人群的保健治疗。保健刮痧的过程中，还可根据经络腧穴的反应和出痧情况，发现功能失调或将要发生疾病的脏腑，有提前诊断疾病的作用。

1. 头部保健刮痧

【刮痧操作】

（1）以百会为起点，呈放射状经过四神聪穴向四周刮至发际处，各刮拭30次，或使头皮发热即可（图10-4）。

（2）自枕骨处开始，经风府、哑门刮至后发际处，刮30次，再从风府刮至翳风，左右各30次（图10-5）。

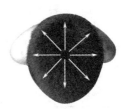

图10-4　刮头顶部

（3）自头维及鬓角处开始，从前向后成弧形沿耳部，经过耳尖、耳后刮至风池及后发际，左右各30次（图10-6）。

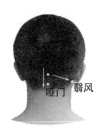

哑门 翳风

图10-5 刮后头部

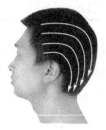

图10-6 刮侧头部

【功效】

　　头部保健刮痧不仅直接刺激头部神经末梢，缓解局部肌肉紧张，可有效地改善头部的血液循环，提高大脑的摄氧量，从而增强中枢神经系统的调节功能，还有益智健脑、增强记忆、缓解疲劳、消除精神压力的功效，同时可预防和治疗脑动脉硬化、脑中风、神经衰弱、各种头痛、眩晕、耳鸣、失眠等疾病，此外还有延缓衰老的作用。

【注意事项】

　　头部刮痧一般不用润滑剂，采用平补平泻手法，一般用刮板边缘刮拭。头部保健刮痧可每日1次。

2. 颈、肩、腰背部保健刮痧

【刮痧操作】

　　（1）从风池刮至肩井，左右各刮30次（图10-7）。
　　（2）沿脊椎自上而下从大椎刮至长强，刮30次（图10-8）。
　　（3）自上而下刮拭脊柱两侧膀胱经，左右各30次（图10-9）。

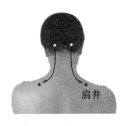

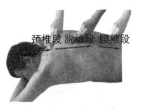

颈椎段 胸椎段 腰椎段

肩井

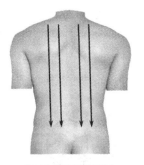

图10-7　刮风池到肩井　　图10-8　脊柱部刮痧示意图　　　图10-9　刮膀胱经

x

【功效】

　　督脉统领全身阳经；膀胱经上有对应人体五脏六腑的俞穴；脊椎是人体骨骼系统和神经系统极为重要的组成部分。经常刮拭颈肩腰背部，有调节神经系统，健身壮体，消除疲劳，对全身各系统脏腑的病变有良好的预防和治疗作用。

【注意事项】

　　颈、肩、背部保健刮痧须定时刮拭，一般每周刮拭一次，用平补平泻法。

3. 胸腹部保健刮痧

【刮痧操作】

　　（1）自上而下，从天突经膻中刮至中脘30次（图10-10）。

　　（2）以前正中线（胸骨柄）为起点，沿肋间隙由内向外上方刮拭，从第一、第二肋间隙逐一下刮至第七、第八肋间隙，上刮至云门、中府，中刮至腋中线（避开乳房），下刮至期门、日月，左右各刮30次（图10-11）。

　　（3）自上而下，从中脘刮至曲骨，中途避开肚脐，刮30次（图

10-12）。

（4）自上而下，从梁门经天枢刮至气冲30次（图10-12）。

（5）自上而下，从腹哀经腹结刮至府舍30次（图10-12）。腹部刮痧宜先刮腹中线，再刮左腹侧，其次刮右腹侧。

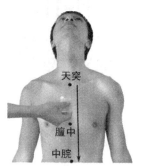 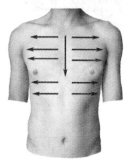 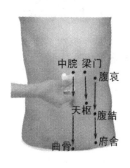

图 10-10　刮天突经膻中　　图 10-11　胸部刮痧示意图　　图 10-12　腹部刮痧示意图
　　　　　至中脘

【功效】

人体胸、腹部包含着五脏六腑的所有脏器，胸腹部又有任脉、肾经、胃经、脾经、肝经、胆经的循行。胸腹部保健刮痧有宽胸利膈，调理肺胃气机，可预防和治疗胸闷胸痛、咳喘、各种消化系统疾病，此外还可预防和调理阳痿、小便不利和月经失调等病变。

【注意事项】

胸腹部保健刮痧要持之以恒，每天刮拭1次，用平补平泻法。胸部刮拭宜轻，腹部刮拭宜重，根据受术者的体质状况灵活掌握。

4. 四肢部保健刮痧

【刮痧操作】

（1）上肢外侧手三阳经手阳明大肠经从曲池刮至商阳；手少阳

三焦经从天井刮至关冲；手太阳小肠经从小海刮至少泽（图10-13）。

（2）上肢内侧手三阴经手太阴肺经从尺泽刮至少商；手厥阴心包经从曲泽刮至中冲；手少阴心经从少海刮至少冲（图10-14）。

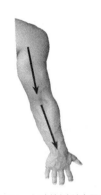 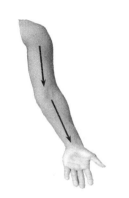

图10-13　上肢外侧刮痧示意图　　　　图10-14　上肢内侧刮痧示意图

（3）下肢外后侧组三阳经足阳明胃经从犊鼻刮至厉兑；足少阳胆经从阳陵泉刮至足窍阴；足太阳膀胱经从委中刮至至阴（图10-15）。

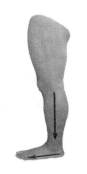 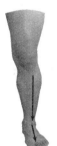 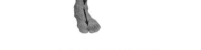 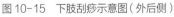

图10-15　下肢刮痧示意图（外后侧）

（4）下肢内侧足三阴经足太阴脾经从阴陵泉刮至隐白；足厥阴肝经从膝关刮至大敦；足少阴肾经从阴谷刮至涌泉（图10-16）。

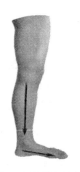

图 10-16　下肢刮痧示意图（内侧）

以上各部均按经脉循行方向刮拭，用平补平泻法，各刮拭30次。

【功效】

四肢肘膝以下有十二经脉重要的五输穴、原穴、络穴、郄穴等，这些特定穴有重要的作用。四肢保健刮痧可疏通经络、畅达气血，对四肢关节的病变有良好的预防和治疗作用，如各种肢体疼痛、无力、麻木、瘫痪等病症。

【注意事项】

肘、膝关节以下保健刮痧一般每日1次，刮拭前要涂抹活血剂，以增加舒经活络的效果，肌肉丰满处宜重刮，骨骼附近部位宜轻刮。

美容

美容刮痧是根据刮痧治病的原理派生出来的一种新的美容方法。面部经络腧穴因刮拭刺激而产生热效应，使面部血容量和血流量增加，受损的细胞激活，促进代谢产物交换排出，最终达到排毒养颜、舒缓皱纹、活血祛斑、护肤美容的功效。面部常用的美容腧穴有：眼部的睛明、攒竹、鱼腰、丝竹空、瞳子髎、承泣、四白等；鼻部的迎香、素髎等；面颊部的巨髎、颊车等；唇部的人中、承浆、地仓；耳部的耳门、听宫、听会、翳风等。

【刮痧操作】

（1）眼目　受术者闭眼，术者用刮板边角对着两眼上睑，从内眼角向外眼角轻轻刮摩20次。

（2）鼻旁　术者用拇指按住鼻孔侧面，左右轮换，用刮板角刮摩两旁迎香穴处，左右各刮摩20次。

（3）口角　术者用刮板边角沿着口角四周，分别轻轻刮摩，其上下左右分别刮摩20次。

（4）两耳　术者以刮板边角刮两耳珠之前方耳门上，从上到下刮摩，左右两耳分别刮摩20次。

（5）脸面　用刮板平刮，由眼目朝下，或是由鼻、口角向外耳处刮摩，左右各刮摩20次（图10-17）。

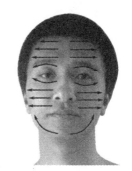

图10-17　颜面部刮痧方法示意图

【注意事项】

刮痧美容贵在坚持，每天早晚各刮1次。面部皮肤细嫩而薄，手法要轻柔，不可过度刮拭，让刮痧部位皮肤转变成润红色而不出痧即可。